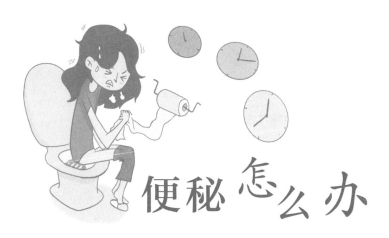

便秘怎么办

柳越冬　主编

U0242605

中原农民出版社
·郑州·

图书在版编目（CIP）数据

便秘怎么办 / 柳越冬主编. -- 郑州：中原农民出
版社, 2025. 1. -- ISBN 978-7-5542-3079-4

I. R574.62-44

中国国家版本馆 CIP 数据核字第 2024T0X796 号

便秘怎么办

BIANMI ZENMO BAN

出　版　人：刘宏伟		责任校对：王艳红	
选题策划：谢珊珊		责任印制：孙　瑞	
责任编辑：谢珊珊		装帧设计：杨　柳	

出版发行：中原农民出版社

　　　　　地址：河南自贸试验区郑州片区（郑东）祥盛街 27 号 7 层

　　　　　电话：0371-65713859(发行部)　　0371-65788879(医卫编辑部)

经　　销：全国新华书店

印　　刷：河南省诚和印制有限公司

开　　本：710 mm×1010 mm　1/16

印　　张：5.5

字　　数：83 千字

版　　次：2025 年 1 月第 1 版

印　　次：2025 年 1 月第 1 次印刷

定　　价：28.00 元

编委会

主编

柳越冬

副主编

陶弘武　刘佃温　于永铎　张　援　杜　金

编委

（按姓氏笔画排序）

丁　婷	于福德	王　刚	王　波	王　娜
王　微	王　霄	丛章龙	兰威儒	毕文静
朱飞腾	朱彦霖	刘铁龙	刘雪松	关宇鹏
孙亚慧	李孜睿	李奇航	李明哲	李奕蓁
李　楠	吴宪澍	迟宇钧	张　威	张虹玺
陈　萌	罗瑞娟	赵　仑	赵海静	郝　帅
荐语含	胡占起	贠登辉	耿华擎	柴雨嘉
郭宇航	唐丽利	盛泽伟	鄂鹏飞	崔世超
麻学英	梁诗文	梁智慧	隋　楠	韩柳春
韩彩云	程国宝	路　越	臧思源	黎　爽

内容提要

便秘是指由大肠传导失常而导致大便秘结，排便周期延长，或周期不长，但粪质干结，排出艰难，或粪质不硬，频有便意，但排便不畅的病证。其发病率在慢性消化系统疾病中排位第一，不论何种性别与年龄的人群，大都有过便秘的困扰，并且随着年龄增长，患病率逐渐增加。便秘与多种疾病相关，它除了会造成我们身体上的不适，还容易使人产生焦虑、抑郁的情绪，是人们身体健康与心理健康的无形杀手，严重影响人们的日常生活和生命质量。因此，对便秘的预防和治疗应引起足够的重视。

本书特请长期从事肛肠疾病研究，临床经验丰富的专家，以问答的形式、通俗的语言向大家介绍便秘的相关知识。书中所提出的都是患者最关心、最常见、最具代表性的问题。全书详细介绍了大便是健康的资料库、便秘的自我诊治、便秘的并发症、中医治疗便秘、便秘的"时髦"疗法、正确选择通便药、手术帮您解决便秘、便秘患者的三餐、不要钱的通便秘诀等方面的知识。愿本书能为您解除便秘的痛苦，助您健康快乐地生活！

大便是健康的资料库

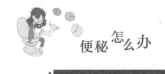
便秘的自我诊治

便秘的并发症

中医治疗便秘

便秘的"时髦"疗法

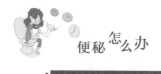

便秘患者的三餐

不要钱的通便秘诀

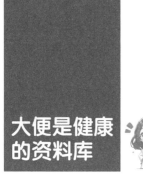

大便是健康的资料库

由于现代生活方式和饮食结构的改变，越来越多的人出现了便秘的问题；同时，越来越多的医学证据告诉我们："老化由肠道开始""肠道照顾好，百病不来找""大便是健康的资料库"。然而，很多人对便秘却不是很了解，平时也不注重观察自己的大便。那么什么是便秘？便秘又有哪些原因、表现？有哪些伴随症状？对人们生活有哪些影响？如何让"方便"更方便？请大家跟着本书一起了解便秘的那些事儿吧！

1. 粪便是如何形成的

无论您吃的是山中走兽云中燕，还是陆地牛羊海底鲜，首先都要在口腔内咀嚼，通过物理作用对食物进行切碎研磨，唾液中含有的唾液淀粉酶对食物中的淀粉开始进行初步的化学消化；接着食团通过咽喉吞咽，再经过食管进入胃；食团在胃内经过胃壁肌肉运动的机械消化和胃液中酶的化学消化，与胃液充分混合成半流体的食糜，并被送入小肠；小肠是食物消化、吸收的重要场所，肝脏和胰腺分泌的消化液，如胆汁和胰液中的各种食物消化酶通过胆总管排入小肠，然后在小肠内与食糜混合，消化食物中的淀粉、蛋白质、脂肪。经过消化的营养物质由大面积的小肠黏膜进行吸收，以提供身体的日常能量需求。剩余的食糜则进入大肠，经结肠内的细菌分解发酵，合成的维生素 K 和复合维生素 B 被结肠黏膜吸收，同时水和一些无机盐也被吸收，结肠每日吸收水分多达 2 500 毫升，此种吸收功能大多在升结肠进行。留下的食物残渣如未消化的膳食纤维等、夹杂的大量细菌

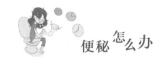

和代谢产物就共同形成粪便，其中细菌约占粪便固体总量的25%。随着结肠的运动，粪便被缓慢推入直肠，最后由肛门排出体外。由于胆汁中的胆红素经细菌作用及代谢氧化等反应形成粪胆素，粪胆素是棕黄色的，所以正常的粪便一般呈棕黄色。

所以说，您所品味的珍馐在体内的旅程即是粪便的形成过程，人体在整个消化道的一系列共同作用下，来完成对食物营养成分的消化、吸收，并通过食物残渣的形式来排出无用的成分和有毒的物质。因此，正常的粪便形成和排出对维持人体正常的生理功能是十分重要和必需的。

2. 排便涉及哪些生理功能

人体排便是一项协调运动，不但依赖结肠运动的调控，而且依赖着平滑肌、神经系统等的调控。而人体的排便控制主要依赖直肠、肛门内括约肌、肛门外括约肌、耻骨直肠肌、肛提肌复合体和肛周的结缔组织的系统协调。排便生理过程是人体中一系列复杂而协调的生理反射活动，需要有完整的肛门直肠神经结构、肛门括约肌群、排便反射的反射弧和中枢的协调控制能力，缺一不可。

首先，我们来了解一下结肠的运动及其调控。结肠的功能以吸收水分为主，在肠道菌群的作用下将肠内容物降解并排送到结肠远端形成粪便。结肠对肠内容物进行混合、搅拌，推进粪便，充分吸收水分、电解质及降解产物，贮存粪便并控制排便。结肠的运动有袋状往返运动、多袋推进运动和蠕动及集团蠕动等形式。袋状往返运动通过使肠内容物在结肠内来回运动，有助于营养物质的充分吸收，多袋推进运动和蠕动使肠内容物向前移位，集团蠕动实质是强烈的多袋运动或蠕动，表现为巨大移行性收缩，能将粪便以较快的速度向降结肠或乙状结肠推进。

其次，我们再来了解控制排便的生理。参与排便控制的主要组成有直肠、肛门内括约肌、肛门外括约肌、耻骨直肠肌等。

• 直肠的功能为贮存粪便并感受扩张，结肠内容物进入直肠依赖于乙状结肠的运动，乙状结肠中粪便达一定容积时可排入直肠壶腹使其扩张。当直肠内粪便容积增加时，直肠呈适应性松弛，贮存更多的粪便，直到适当时机再排出体外。

• 肛门内括约肌可使肛管处于关闭状态，维持肛管腔内的较高压力，这是控制排便的重要压力屏障。当直肠扩张诱发直肠肛管抑制反射产生便意时，肛门内括约肌反射性舒张，肛管上部开放，直肠内容物下排与肛管上部黏膜接触，并反射到高级中枢，决定是否发出排便动作。

• 肛门外括约肌主要的反射活动是收缩，其收缩程度随腹内压的改变而改变，具随意性，是抑制排便的主要因素。

• 耻骨直肠肌的收缩与肛门外括约肌是同步的，能保持肛管和直肠之间的角度，可防止固体粪便通过。

3. 什么是抑便机制

由于肛门直肠存在两个生理弯曲，即乙状结肠直肠角和肛门直肠角，直肠处于折叠状态，阻碍肠内容物的下降，起到"阀"的作用，同时肛门内外括约肌均处于收缩状态，肛管形成高压带，防止粪便进入肛管，这便是自动抑便过程。一旦直肠扩张诱发直肠肛管抑制反射，粪团便进入肛管，激活肛门外括约肌感受器，如果条件不允许，则可在意识的控制下主动收缩肛门外括约肌，使粪团上移，达到主动抑便的目的。

4. 什么是排便机制

当直肠扩张而容积增大时，首先诱发直肠肛管抑制反射，在肛门内括约肌反射性松弛的同时，神经冲动传至中枢神经，产生便意和排便冲动，如果条件许可，则启动排便机制，关闭声门，膈肌下降，腹肌收缩，腹内压升高，肛提肌群收缩，减少粪便下排阻力，同时肛门外括约肌收缩以使消化道远端关闭，抑制结肠节段性收缩，粪块下移加快。当粪便进入直肠后，肛提肌群松弛，直肠肛管角变直，会阴下降，粪便继续下移，最后肛门外括约肌松弛，粪块被排出体外。

综上，排便生理过程是人体一系列复杂而协调的生理反射活动，需要

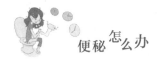

有完整的肛门直肠神经结构、肛门括约肌群、排便反射的反射弧和中枢的协调控制能力，缺一不可。

5. 什么是便秘

虽然说排便是每个人都必须进行的生理行为，但是每个人的排便习惯和时间各不相同，当排便次数明显减少，如 2~3 天或更长时间排 1 次，或每次排便时间延长，或出现排便困难的感受即为便秘。从现代医学角度来看，便秘不仅是一种具体的疾病，也可能是多种疾病的一个症状。

如果正常的排便反射经常被抑制，就会逐渐使直肠对粪便的压力刺激失去正常的敏感性。粪便在大肠中停留过久，会因过多的水分被吸收而变得干硬，结果不易排出，这是产生便秘的最普遍的原因之一。

排便有个体性差异，正常人每天排便 1~2 次。有些人虽然每天都会排便 1 次，但排出时困难，也属于便秘。有的人 2 天排便 1 次，但每次排便很顺畅，无排便困难及其他不适症状，就不属于便秘。对便秘的诊断应包括：便秘的病因和诱因、便秘的程度及便秘类型诊断。诊断方法包括病史询问、体格检查、有关的实验室检查、影像学检查和特殊的检查方法。

6. 便秘患者去医院就诊时医生会问哪些问题

医生要详细了解病史，包括有关便秘的症状及病程，胃肠道症状，伴随症状和疾病，以及用药情况等。要注意有无报警症状（如便血、消瘦、发热、黑便、腹痛等），便秘症状的特点（便次、便意、排便是否困难或不畅以及粪便的性状），和病因有关的病史（如肠道解剖结构异常或系统疾病，以及药物因素引起的便秘），精神、心理状态及社会因素。

7. 便秘患者一般需要做什么辅助检查

如果您到医院就诊治疗便秘，医生可能会让您做一系列的特殊检查。之所以特殊，是因为检查的部位比较特殊，或者是检查方式、检查机器特殊等。

便秘常用的检查方法有肛门直肠检查、纤维结肠镜检查、排粪造影检查、结肠传输试验、肛管直肠测压、肛门肌电图检查、球囊逼出试验及肛门彩超等。

（1）肛门直肠检查：

• 视诊。观察有无肛门畸形、肛瘘、肛裂、肛周炎症、血迹等。

• 直肠指检。直肠指检是医生用手指在患者肛门内进行触诊。主要帮助了解粪便嵌塞、痔病、肛门狭窄、直肠脱垂、直肠肿块等，也可以了解肛门括约肌功能状况。

• 肛门镜检查。肛门镜检查是在直肠指检后常规进行的检查。肛门镜检查并不痛苦，仅有一些憋胀感。在做检查时，您需要侧卧位或者是胸膝位跪在检查床上，您所需要做的是放松心情，放松肛门，深呼吸，然后由医生行肛门镜检查，时间为1~2分钟。内痔、低位直肠肿块均可窥及。还可以观察直肠黏膜有无堆积、充血、水肿、溃疡等。

直肠指检和肛门镜检查在肛肠疾病诊治过程中具有十分重要的作用，多种肛门和直肠疾病可依此确诊；同时这两种方法也是最经济、最实用的检查方法，具有较强的直观性和可靠性，可为进一步的治疗提供依据。

（2）纤维结肠镜检查：如果有暗红色血便、黏液便、脓血便；或出现排便习惯改变，如腹泻与便秘交替出现；或不明原因腹痛；或胃肠造影检查异常等表现，这时就需要做纤维结肠镜检查。纤维结肠镜检查能顺次地、清晰地观察回盲部、结肠、乙状结肠、直肠、肛管黏膜状态，而且可以进行活体的病理学和细胞学检查。

但是出现以下情况者禁止行纤维结肠镜检查：①严重心肺功能不全。②急性消化道炎症。③急性消化道出血。④近期胃肠道手术。⑤肛门狭窄。⑥妊娠期、月经期。行纤维结肠镜检查前，您可能会被告知做以下准备工作：检查前一天清淡饮食，少食纤维食品，消除顾虑。检查当天早晨进行肠道准备。常用的方法有大肠水疗、口服甘露醇、硫酸镁、聚乙二醇电解质散、番泻叶等。检查时需右侧卧位，然后由医生进行检查。如果您对疼痛十分敏感，可以提前预约无痛纤维结肠镜检查，由麻醉师进行基础麻醉后，再行纤维结肠镜检查。整个检查过程需要5~20分钟。

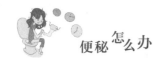

（3）排粪造影检查：排粪造影检查是对乙状结肠、直肠、肛管进行动静态观察及综合评估肛管开放功能的检查方法。通过向患者直肠注入造影剂，模拟患者在排便时对肛管直肠部及盆底的影响，并对其进行动静态观察。这种检查方法既能发现大肠的器质性病变，更能显示肛门直肠部的功能性异常，可用于鉴别耻骨直肠肌病变、梗阻性排便困难、会阴松弛、直肠脱垂、肠套叠、脱肛及肠疝，并了解病变的严重程度和范围。

（4）结肠传输试验：结肠传输试验需要在早餐时随试验餐吞服一粒小胶囊，内含20个不透X线的标志物，相隔一定时间后（例如在服标志物后8小时、24小时、48小时、72小时、5天、7天）拍摄腹部X线片。医生会根据腹部X线片上标志物的分布判定便秘的类型，它是便秘分型的一种主要检查方法。这项检查需要在检查前3天进行准备：停用一切影响消化道功能的药物，每天摄入的食物需含14克左右纤维，保持正常生活习惯不改变。多天未解大便的患者需待便后再行检查，因为在检查期间不能进行任何的灌肠或口服泻药。

（5）肛管直肠测压：肛管直肠测压是了解您内外括约肌功能的一项检查。它可以检测肛门肌肉的压力、直肠的感知功能和直肠壁的顺应性等，可判定肛门压力和感觉功能是否异常，它也是便秘分型的一种检测方法。检查前需要排净大小便，医生不会在检查前进行肛门指检、镜检、灌肠等检查，因为这样可能会影响检查结果。

（6）肛门肌电图检查：肛门肌电图检查是应用肌电仪记录肌肉在放松和收缩时的生物电活动，同时监听声音变化，结合神经传导速度测定，从而确定神经、肌肉功能状态的检查方法。其对于诊断神经肌肉病的临床意义非常大。通过病理状态下相应的肌电图变化，以协助诊断和鉴别诊断。

（7）球囊逼出试验：球囊逼出试验是肛门有无排出障碍的筛选试验。将球囊置于直肠壶腹，然后向球囊内注入不同容量的温水或气体，令受检者尽快将球囊排出，正常人一般5分钟内即可排出50毫升容积的球囊，而慢传输型便秘患者则只能排出较大体积的球囊，甚至当球囊充至200毫升以上时方能将其排出。这就需要做进一步检查。

（8）肛门彩超：肛门彩超通过超声探头在肛门及周围区域进行探查，以发现病变并确定病变范围。主要用于检查肛门周围的疾病以及直肠内增生性的疾病，比如肛管直肠的位置是否有息肉、肿瘤，肛管直肠周围间隙是否存在脓肿及肛瘘的情况等。检查时，患者取侧卧或膝胸卧位，操作者将超声探头插入肛管内约 6 厘米，以肛门为中心进行 360 度扫查，记录耻骨直肠肌、肛门内括约肌、肛门外括约肌和肛管的横断面图像。

8. 便秘可分哪几种类型

便秘按病因可分为功能性（原发性）便秘和器质性（继发性）便秘。①功能性便秘是指由饮食习惯不良、排便习惯不良、结肠功能紊乱等引起的便秘，它可以分为慢传输型便秘、出口梗阻型便秘、混合型便秘和肠易激综合征引起的便秘。②器质性便秘是指继发于肠内和肠外各种疾病的便秘，如肠道肿瘤、肛门及肛周疾病、各种原因导致的肠梗阻等。

9. 便秘的原因有哪些

（1）饮食：①现代人的饮食过于精细，高蛋白、高热量，却缺乏膳食纤维，从而导致肠道内难以形成足够大的粪团，不能有效地刺激结肠蠕动，并且粪团黏滞度增加，在肠内运动缓慢，水分被过量吸收而导致便秘。②平时饮水量少是造成粪便干硬的原因之一。补充足够的水分，使水能够尽快地到达结肠，刺激肠蠕动，可改善便秘的症状。③不少人特别是年轻女子为了保持体形而过度节制饮食，肠道内容物过少，不足以刺激肠道产生蠕动，食物在肠道内停留时间长，水分被过度吸收，从而导致便秘。而长期大便用力过度又可导致盆底神经和肌群损伤，进一步加重排便障碍。

（2）排便习惯：①忽视便意会影响正常的排便反射，导致便秘。很多患者因为工作原因不能离开岗位而强忍便意，还有一些人因为早上时间紧而来不及上卫生间。②坐在坐便器上看书、看报、玩手机是另一种不良的排便习惯，不利于排便反射的连续进行。排便是人体的生理反射，看其他分神的东西易使排便的时间延长，就像长期把橡皮筋拉长，橡皮筋弹力就会减弱一样，排便反射也是一样的。所以，尽量不要把杂志、报纸、手机等分神的东西带进卫生间，并注意控制好每次排便的时间。

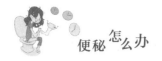

（3）药物：随着现代医学的发展，药物种类也越来越多，但同时药物的不良反应也越来越多。我们在口服任何药物之前，应养成查看说明书的习惯，以事先了解药物的不良反应。

1）消化系统用药：胃药中硫糖铝等胃黏膜保护剂，以及抗胆碱类止痛剂中如阿托品、东莨菪碱、颠茄合剂等都会引起便秘。硫糖铝具有收敛作用，此类药物使肠道内的水分减少，粪便干结以致便秘；东莨菪碱等影响胃肠道的运动神经功能，减弱或抑制肠道的蠕动而影响排便。

2）循环系统用药：硝苯地平、醋丁洛尔、卡替洛尔等降压药，螺内酯、呋塞米等利尿药，以及普伐他汀等降脂药，在临床应用中均被发现具有引起便秘的副作用。

3）神经系统用药：如左旋多巴、金刚烷胺等抗帕金森病药，氟哌啶醇等抗精神病药，苯妥英钠、氯硝西泮片等抗癫痫药，以及吗啡、可待因、洛哌丁胺等阿片制剂，都有引起便秘的副作用。

4）其他：布洛芬、萘普生、卡洛芬、吲哚美辛等消炎镇痛药，长春新碱等抗肿瘤药，苯海拉明、高氯环嗪等抗过敏药，以及硫酸钡、钙剂、铁剂、慢性铅中毒等，也都能引起便秘。钙片口服后进入胃肠道，通常吸收率是很低的，大半的钙通过粪便排出体外。钙剂容易与肠道的食物残渣如草酸、脂肪等结合成不溶解的较硬的物质，这样大便就会变得干结。一次吃进去的钙越多，吸收率就越低，通过粪便排出的钙就越多，大便就会变得越干结。因此通常补钙会引起不同程度的便秘。慢性铅中毒可以造成对消化系统的损害，引起肠管的平滑肌痉挛，导致阵发性的腹痛及痉挛性便秘，甚至顽固性的便秘。所以从事与铅有关的工作，一旦发生上述症状，应考虑铅中毒的可能。

以上这些药物可作用于中枢神经、肠神经系统，或直接作用于肠道平滑肌，使肠蠕动减慢、结肠运输能力减弱，从而引起便秘。药源性便秘还可导致食欲减退、腹胀、腹痛，便秘严重时可诱发肠套叠或肠扭转。便秘时如滥用强力泻药，还有可能诱发其他严重并发症。

（4）全身慢性消耗性疾病：如恶病质、营养不良等可以引起便秘。老年人的肠管蠕动功能已经开始减弱，若再加上恶性肿瘤的消耗，身体会日渐消瘦，肠管更是无力传输，长期滞留在肠道的粪便水分被重吸收，从而造成便秘。

（5）内分泌及代谢性疾病：如甲状腺功能减退、嗜铬细胞瘤、卟啉病、淀粉样变性、甲状旁腺功能减退、垂体功能减退等，多可引起肠蠕动减慢或肠肌间神经丛的病变等，从而导致便秘。

（6）神经异常和精神障碍：如中枢神经各种脑炎疾患、脊髓损伤、肿物压迫、支配神经异常，或抑郁症、精神病、神经性厌食等也会引起便秘。人体正常排便同其内脏功能一样受自主神经的高级中枢丘脑及大脑皮层边缘叶的支配和调节，其调节既对立又统一。副交感神经兴奋时，可促使胃肠平滑肌紧张性增高和蠕动增强，以及消化液分泌；交感神经兴奋时则抑制胃肠运动，降低胃肠平滑肌紧张度，使胃肠蠕动减弱，肛门括约肌收缩。如果精神高度紧张、焦虑或抑郁等，可出现自主神经功能紊乱。当人出现精神障碍时，支配内脏器官蠕动的交感神经兴奋，则会抑制胃肠蠕动，粪便在肠道中滞留时间过长，水分被过多吸收，就会形成便秘。

（7）运动：缺乏运动对排便有一定的影响。排便行为是由一系列的肌肉运动协同完成的，缺乏运动性刺激则无力推动粪便的运动，如果是因病长期卧床或乘坐轮椅，也容易因缺乏运动而便秘。

（8）年龄：随着年龄的增长，人们的运动量往往会逐渐减少，老年人更是如此，因而多体胖，影响腹肌、膈肌等收缩功能及肠蠕动。或因营养不良而消瘦，患者腹肌、提肛肌无力，排便动力不足等，均可引起便秘。饮食上，由于老年人多牙齿不健全，偏食一些过于精细的少渣食物，进食量也偏少，从而引起便秘。一些伴有脑动脉硬化的老年人，易出现精神抑郁、焦虑等精神异常，加之常多患有痔疮等肛门疾病，因怕排便疼痛，故意抑制排便而发生便秘。老年人前列腺增生、尿潴留，膀胱压迫直肠也可引起便秘。大便秘结加之过度用力，常导致盆底肌和神经受损，使排便更难，长此以往，形成恶性循环，排便障碍逐渐加重。

（9）其他：当人体缺乏维生素 B_1 时，会引起排便神经传导障碍，影响支配胃肠道、腺体等处的神经传导，从而造成胃肠蠕动缓慢、消化腺分泌减少、肠壁松弛等消化道功能障碍，影响排便功能，导致便秘。

更年期女性自主神经功能紊乱，交感神经兴奋，抑制肠道蠕动，容易出现便秘，加上更年期女性多忧愁、抑郁、失眠，往往影响食欲，使饮食

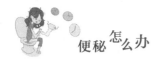

量过少而不能有效刺激肠蠕动，更易加重便秘。

10. 便秘患者会出现哪些症状

便秘是多种疾病都可能出现的一个症状，一般表现为大便量偏少、偏硬，排出困难，或合并一些特殊症状，如直肠胀感、排便不尽感，需要手法协助，在不使用泻剂的情况下，7天内自发性排空粪便不超过2次或长期无便意。便秘的同时可见腹胀、腹痛、食欲减退、嗳气反胃等症。由于粪便干硬或呈羊粪状，患者可有下腹部痉挛性疼痛、下坠感等不适。神经过敏患者，可主诉食欲减退、口苦、腹胀、嗳气、发作性下腹痛、排气多等胃肠症状，还可伴有头昏、头痛、易疲劳等症状。

11. 小儿便秘有哪些症状

小儿一般每天排1~2次大便，便质较软；或2~3天排1次大便，但大便质软量多，排出时不费力，无其他疾病，均属正常。

小儿便秘的症状主要为大便量少、干硬、呈卵石样，或隔2~3天甚至更长时间才排便1次，同时伴有排便困难，排便时疼痛，啼哭不止。有的粪便表面带血，肛门溢粪，排便时间长，腹部疼痛及腹胀，倦怠，食欲减退。因粪便硬实或手指抠挖造成肛裂，有的出现肛周炎症，这些症状均可使小儿排便时肛门疼痛难忍，久而产生恐惧心理，造成继发性便秘。

12. 小儿便秘的原因有哪些

（1）先天性疾病：如肛门直肠畸形、先天性巨结肠。

1）肛门直肠畸形：由胎儿发育上的缺陷造成肛管直肠闭锁或狭窄。肛管直肠闭锁表现为婴儿出生后无胎粪排出；肛管直肠狭窄表现为便条细，排便困难。

2）先天性巨结肠：是以部分或完全性结肠梗阻，合并肠壁内神经节细胞缺如为特征的一种婴儿常见的消化道畸形。凡新生儿出生后24~48小时无胎粪或经指挖、灌肠后才能排出胎粪，并伴有腹胀和呕吐者，均应疑为先天性巨结肠。

（2）后天喂养：母乳喂养的婴儿较少发生便秘。如果发生，除喂母乳外，可加用润肠辅食，如加糖的蔬菜汁或橘子汁、煮山楂或大枣水。4个月以上婴儿可加煮熟的蔬菜泥或水果泥。母乳不足时，可每天加含糖8%的牛奶1~2次或蜂蜜水60~90毫升。

人工喂养的婴儿较易发生便秘，但如合理加糖及辅食，可避免便秘。如果发生，可将牛奶的加糖量增至8%，并可加喂果蔬汁（如番茄汁、橘子汁、菠萝汁、枣汁等），以刺激肠蠕动。4个月以上的婴儿，可加蔬菜泥或末、水果、粥类等辅食。6个月以上的婴儿可加较粗的谷类食物，如玉米粉、小米、麦片等制成的粥。在1~2周岁，如已加了各种辅食，每天500毫升的牛奶量即够，可适当多吃粗粮食品及蔬菜。有条件者可加琼脂果冻。营养不良引起的小儿便秘，要注意补充营养，并注意逐渐增加营养的摄入量。待营养情况改善后，腹肌与肠肌得以生长，张力增加，排便自然会逐渐变得通畅。

小儿由于乳食积滞或饮食不节引起的便秘，可见大便干燥、坚硬、腹胀、腹痛，烦躁哭闹，口气臭秽，手足心热等，可选用下列诸方治疗：

• 南瓜根50~100克，洗净，切碎，放锅内，加水煎浓取汁，一次饮完。每天1剂，连服数天，以通为度。3岁以下幼儿可酌加白糖调味。

• 银耳10~15克，鲜橙汁20毫升。将银耳洗净泡软，放碗内置锅中隔水蒸煮，加入橙汁调和，连渣带汁一次服完。每天1剂，连服数天。

• 豆浆100毫升，浓米汤150毫升，蜂蜜20毫升。将新鲜豆浆煮沸，加入米汤、蜂蜜调匀，一次饮完。每天1~2剂，连服数天。

• 菠菜100克，粳米50~100克，将菠菜置沸水中烫至半熟，捞出切成小段，粳米置锅内，加水煮成稀粥，后加入菠菜，再煮数沸，加入油、盐调味，分1~2次服完。每天1剂，连服5~7天。

• 香蕉1~2枚，剥皮后放碗中，加开水少许，捣成糊状，调入白糖10克，搅匀即可。每天1~2次。

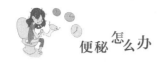

13. 小儿可以用泻药吗

小儿发生便秘后，有些家长急于让小儿排便，随意让小儿服用泻药。而事实上，我们不建议家长自己随便选用泻药，但可适当选择润肠通便的食品，如香油、核桃仁、芝麻等。对于长期便秘的小儿，可以在医生指导下多喝水，多吃水果、蔬菜，同时服用一些调理肠道功能的保健食品，如乳酸菌素片等。另外，每天晚上为宝宝做顺时针方向的腹部按摩，也是很有效果的。按摩治疗小儿便秘以清热通便、健脾和胃为大法，手法可运用清大肠、推六腑、推下七节骨、摩腹、揉龟尾等。具体操作方法如下：

（1）清大肠：用拇指面从虎口沿食指桡侧推向指尖，两手各100次。

（2）推六腑：用拇指面从肘沿前臂尺侧推向掌根，两臂各50~100次。

（3）推下七节骨：用拇指面从第四腰椎沿脊柱推至尾骨尖，每次操作重复100~200遍。

（4）摩腹：用手掌面以顺时针方向在腹部摩动3~5分钟。

（5）揉龟尾：用中指端揉尾骨尖，每次100~200次。

14. 便秘对青少年的影响有哪些？如何应对

青少年便秘会影响其身体发育。便秘带来的腹胀可造成青少年不爱吃饭，并影响蛋白质、维生素、纤维素和微量元素等的吸收。若长期便秘，体内有毒物质滞留肠道，经肠道吸收后，毒素入血，可导致血铅增高，到达大脑后可影响智力的发育，导致学习困难、好动等。因此对血铅高的青少年，要注意观察其有无便秘，如果有，解除便秘则有利于降低血铅浓度。

对青少年便秘，我们有以下几点应对措施：

一是合理饮食。除生长发育必备的蛋白质、脂肪外，尽量少进食高脂肪、高蛋白及煎炸食物，多喝水，多摄取蔬菜、瓜果等绿色食品，牛奶、蜂蜜、香蕉、核桃、花生、芝麻等对便秘也有一定效果。

二是适当运动。现在大部分青少年懒于运动，习惯于长时间端坐在电视机或电脑前，且旁边有大堆零食享用，这便导致青少年多肥胖，胃肠蠕动较慢，易于发生便秘，所以必须适当运动，如跑步、打球、爬山等，以不超过负荷为宜。

三是养成良好的排便习惯。青少年有时是因为上课或沉迷于游戏而忍住不去或者忘了排便，这样久而久之也会导致便秘。家长有必要叮嘱孩子有便意时不应当忍耐，应养成及时排便的良好习惯。排便时间最好控制在10分钟之内；每次排便尽量排空。

四是注意青少年的心理问题。青少年因为心理因素而引发便秘的现象也不罕见，所以家长也应重视青少年的心理健康，发现问题及时解决，多鼓励自己的孩子，关心孩子的心理成长。

当然，如果以上种种方法仍不奏效或便秘伴腹泻、腹痛、消瘦、便血等症状，则应及时带孩子去看医生。

15. 孕妇出现便秘的原因有哪些

孕妇是一个特殊的群体，孕妇便秘直接关系着宝宝的安全发育。怀孕后便秘是很常见的疾病，造成孕妇便秘的原因很多：一是膨大的子宫体压迫结肠，使粪便运转速度减慢，导致不能正常排便。二是孕妇内分泌水平变化，孕激素增多，而孕激素能降低胃肠道平滑肌的张力，引起排便困难。三是孕妇膳食结构改变，粗粮减少，缺少膳食纤维，粪便量减少，缺乏对肠壁的刺激推动作用。四是孕期活动减少，影响结肠的蠕动。五是孕妇可能服用各种药物来缓解孕期不适症状，但这些药物有时对肠道功能产生副作用，这是造成孕妇便秘的又一重要原因。

16. 孕妇便秘有哪些症状

一般到怀孕24周，孕妇便秘现象会加重，可能3~4天排便1次，尤其是妊娠晚期，便秘会越来越严重，甚至1~2周都不能排便，从而导致孕妇腹痛、腹胀。如果孕妇的这种便秘现象通过饮食和日常生活的调理不能缓解，则需要引起重视。长期持续便秘，在孕早期有致胎儿畸形发生的可能性，随着孕期的推进，孕妇体内会逐渐累积毒素，这些毒素进入体内循环，

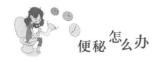

会导致胎儿的营养供给受到影响。粪便在肠道积存使腹部膨大臃肿，影响发育中的胎儿，挤压胎儿的生长空间。便秘严重者可导致肠梗阻，引起直肠脱垂，并发早产，危及母婴安危。有的便秘孕妇分娩时，堆积在肠管中的粪便妨碍胎儿下降，引起产程延长甚至难产。从美容学角度分析，长期便秘者痤疮、疖肿的发生率较高，一般皮肤较粗糙，面色无华，失于润泽，易产生妊娠斑。

17. 孕妇便秘要注意什么？如何调理

孕妇在孕期应该多吃富含膳食纤维的蔬菜和水果，每天饮水不少于1 500毫升，适当运动，生活规律，并养成定时排便的习惯。在经过一段时间的调理后，若便秘仍不缓解，则要在专业医生的指导下合理使用缓泻剂，必要时用甘油栓、开塞露等。总的选药原则：一要选择安全可靠、无副作用、无依赖性的药物；二要选择对子宫无刺激性，不产生致畸、致突变作用的药物；三要选择服后不腹泻，但可软便的药物；四要选择价格合理、适宜家庭备用的药物。

孕妇在日常生活中要注意以下几点：一是进食不可过精，宜多吃富含膳食纤维的食物。根据季节变化合理食用新鲜水果。二是养成良好的排便习惯，每天定时排便1次，有条件者使用坐式马桶，以减轻下腹部血液的淤滞，预防痔疮的形成。三是每天起床后空腹饮一杯温开水，有刺激肠蠕动的作用。亦可每天饮用50~100克的蜂蜜或300~500毫升的鲜榨果汁。四是每天要有足够的运动，运动的最佳方式是每天散步1小时。

18. 老年人出现便秘的原因有哪些

便秘是老年人的常见病。老年人之所以易发生便秘，主要是因为以下几点：一是老年人的脏器功能已发生生理性衰退，肠道蠕动能力下降，从而导致粪便滞留在肠道内而排泄不出。二是老年人的直肠肌和腹肌已发生萎缩，肌张力低下，致使排便无力，从而导致粪便不易排出。三是唾液腺、胃肠和胰腺的消化酶分泌随年龄增长而减少。四是老年人的运动量减少，而饮食又过于精细，食物中的膳食纤维较少，易导致排便困难。

19. 老年人便秘会有哪些表现

长期的便秘会引起老年人食欲减退、头晕、头痛、乏力、失眠、脾气焦躁、左下腹压胀感等。发生便秘时，肠内的有害物质还可能干扰大脑功能，突出表现是记忆力下降、注意力分散、思维迟钝等。严重的甚至会出现对排便的恐惧心理或精神异常。国外一家老年病研究机构研究发现，长期便秘是催化老年人智力下降的罪魁祸首，且有80%左右的老年便秘者易患阿尔茨海默病。老年便秘患者由于不能正常排出体内的有毒物质，久而久之，体内就会积累大量有毒物质，当超过肝脏的解毒能力时，有毒物质就会随着血液循环慢慢进入大脑，损害中枢神经系统，成为催化老年人智力下降的罪魁祸首。

20. 便秘对老年人有哪些影响？如何应对

老年人得了便秘，如果不治疗，任其发展，可能会导致严重后果。老年人常常患有高血压、动脉硬化和冠心病等疾病。而患有这些疾病又经常便秘的老年人，如果排便时用力过猛，会使全身肌肉紧张、血管收缩，而导致血压骤升；同时由于排便时用力，患者胸腔和腹腔的压力也会增大，致使血液冲至脑内血管，造成颅内压力剧增，导致脑血管破裂而发生脑出血。也有老年便秘患者排便时，会因腹压增高、精神紧张而使机体出现应激反应，引起心肌暂时性缺血，导致心律失常或心肌梗死，甚至猝死。因此，老年人必须重视便秘，一旦得了便秘，要及时治疗。

老年人便秘可分为功能性便秘与器质性便秘。要先查明病因，排除器质性便秘的病因，然后再进行治疗。功能性便秘可从以下几方面进行预防：

一是养成定时排便的习惯。要确定一个适合自己的排便时间（最好是早晨），到时候不管有无便意，也不管能不能排出，都要按时如厕，只要长期坚持，就会形成定时排便的条件反射。

二是调整饮食。饮食上，老年人平时应多吃些富含膳食纤维的食物，

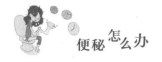
如粗制面粉、糙米、玉米、芹菜、韭菜、菠菜、香蕉、梨等，以增加膳食纤维，刺激和促进肠道蠕动。芝麻和核桃仁有润肠作用，老年人也可适当多吃一点。老年人便秘多以虚证为主，因此可以适当增加羊肉、韭菜等具有温阳作用的食物摄入量，但是如果伴有口臭、面赤口渴、腹部胀满等症，多为热证、实证，则不适宜。

三是适当多饮水。老年人每天早晨空腹时最好能饮一杯温开水或蜂蜜水，以增加肠道蠕动，促进排便。平时也应多饮水，不要等到口渴时才喝水。

四是适当参加体育运动。老年人应适当地参加体育运动，特别是要进行腹肌锻炼，以增强腹部肌肉的力量和促进肠蠕动，提高排便能力。对于因病长期卧床的老年人，家人可给其做腹部按摩，由右上腹向左下腹轻轻推按，以促进其肠道蠕动。

五是保持乐观的情绪。紧张、焦虑等不良情绪可导致或加重便秘。因此，老年人要经常保持心情愉快，不要轻易动怒或发火，以避免便秘的发生。

六是进行药物治疗。老年人在排便困难时可使用药物帮助排便。可口服石蜡油（液状石蜡）、麻仁润肠丸、牛黄解毒片、乳果糖等，也可往肛门内置入开塞露或甘油栓，或用肥皂水灌肠等。中气不足的老年便秘者可适当服用补中益气丸。若合并痔、肛裂等疾病，可选用复方角菜酸酯栓或复方角菜酸酯乳膏、龙珠软膏等外用药物。但需注意的是，经常便秘的老年人不宜长期使用药物导泻，以免形成依赖性，从而使肠蠕动的功能退化，加重便秘。

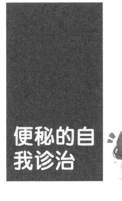

便秘的自我诊治

便秘按病因可分为功能性便秘和器质性便秘。器质性便秘以治疗原发病为主要方法，故不展开介绍。下面主要向大家介绍功能性便秘。功能性便秘是指病程至少 6 个月的排便困难和（或）排便次数减少，粪便干硬，无器质性疾病证据的便秘。它可以分为出口梗阻型便秘、慢传输型便秘、混合型便秘、肠易激综合征引起的便秘以及阿片类药物引起的便秘。

1. 什么是出口梗阻型便秘

出口梗阻型便秘常表现为大便到肛门口时，排出费力，有排便不尽感或肛门下坠感，排便量少，有的患者越是想排便越是排不下来，有的排完还想排。

出口梗阻型便秘，虽然结肠传送粪便的时间是正常的，但由于直肠壁的感觉功能异常、肛门直肠抑制反射减退或消失、排便时协调动作障碍，也会令患者在解大便时排出受阻，即出口不通畅。所以说，不光是肿瘤，别的原因也可造成出口梗阻型便秘。它包括：直肠前突、直肠内脱垂、会阴下降综合征、耻骨直肠肌综合征、盆底肌痉挛综合征、孤立性直肠溃疡综合征。我们从这些疾病的症状、体征及治疗来简单了解一下。

（1）直肠前突：直肠前突多发生于女性，男性很少发生直肠前突。依据典型病史、症状及体征，直肠前突的诊断并不困难。典型病史包括分娩产伤，经常久蹲强努，用手协助排便等。根据病史，临床医生经肛门指检、排粪造影、大肠慢传输试验等检查可做诊断。

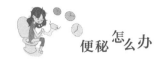

1）症状：排便困难，肛门阻塞，排便不尽感或肛门下坠感，会阴部坠痛和直肠胀痛，黏液便或血便。

排便困难是直肠前突的主要症状，因为直肠前突导致粪块被顶入前突，不易下行，改变了粪块运动的方向，一部分排便压力被耗散，直肠后壁受压减少，此区的排便感受器得不到充分的刺激，以至于盆底肌不能充分松弛，粪便难以被导入肛管。

肛门阻塞、排便不尽感、肛门下坠感等是由于粪便积存在直肠内不能排出所产生的刺激症状。

会阴部坠痛和直肠胀痛是由于粪便滞留在直肠前突，使排便压力增加而出现的症状。

黏液便或血便是由于粪块长时间贮留于肠道，形成宿便性直肠慢性炎症和宿便性溃疡的结果。

2）体征：直肠指检时，在肛管上方的直肠前壁可触及一圆形或卵圆形凹陷的薄弱区突向阴道，嘱患者做用力排便动作时，可见薄弱区向阴道方向膨出更为显著。直肠前突根据膨出的深度分为轻度、中度、重度。轻度：前膨出深度为 6~15 毫米。中度：前膨出深度为 16~30 毫米。重度：前膨出深度＞30 毫米。

3）治疗：对有明显临床症状且已确诊的直肠前突，原则上首先采取保守治疗，包括：①每天摄入一定量的水和膳食纤维。②养成良好的排便习惯。③合理应用促胃肠动力药及泻药。④生物反馈治疗。⑤心理治疗。⑥中医中药治疗。

若保守治疗效果不佳或无效时，才考虑手术疗法。近年来，国内一些肛肠专科或医院采取直肠前壁结扎加注射的方法，也取得了显著疗效。手术包括直肠前突闭式修补术、经阴道切开阴道后壁黏膜的直肠前突修补术、直肠前突黏膜结扎注射术等。

（2）直肠内脱垂：也叫直肠内套叠，是直肠黏膜的松弛脱垂，多发生在直肠远端。患者排便前会有会阴胀满感，排便时直肠排空困难，有排便不尽感及肛门阻塞感，可伴背部和腹部疼痛，排便时用力越大阻塞感越重。本病多发生于年老体弱人群及孕妇，临床诊断困难，因在直肠指检及乙状结肠镜检查时，套叠多复位，只有在排便时易发现，故排粪造影有助诊断。

1）症状：排便梗阻、排出费力和排便不尽感，骶尾部受压和直肠胀满感，黏液便或血便等。

排便梗阻、排出费力和排便不尽感及骶尾部受压、直肠胀满感是由排便时近端直肠壁全层或黏膜层折入远端肠腔或肛管内造成的，是直肠内脱垂的主要症状。

黏液便或血便是由于脱垂的黏膜在手法助排时，刺激黏膜产生炎症或损伤而出现的一种临床表现。

2）体征：直肠指检可扪及直肠腔扩大，直肠黏膜松弛，半俯卧位或蹲位进行排便动作时，30%~38%的患者可以扪及套叠的顶端。内镜下可见直肠前壁黏膜过多，用力做排便动作时嵌入镜腔或出现于齿线下方，50%的患者可见黏膜水肿、质脆、充血、溃疡、红斑等。

3）治疗：可先行保守治疗，如养成定时排便习惯，排便时间不宜过长，必要时辅以栓剂或灌肠。经一段时间保守治疗无效者可考虑手术，如多排缝合固定术、直肠黏膜套扎术、硬化剂注射等。

（3）会阴下降综合征：是一种盆底疾病，由各种原因导致盆底肌肉变性和功能障碍，患者在安静状态下会阴位置较低，或在用力排便时，会阴下降程度超过正常范围，表现为出口梗阻型便秘或大便失禁。常作为直肠脱垂的伴随病变出现，需要和单纯性内痔脱出、直肠脱垂相鉴别。近年来随着排粪造影的广泛应用，对会阴下降综合征的报道日益增多。

1）症状：排便不尽感，排便困难，黏液便或血便，大便失禁和持续性会阴部疼痛。

排便不尽感、排便困难系由长期过度用力排便，盆底肌功能减弱，正常肛管直肠角增大，排便时腹压传送于直肠前壁，使直肠壁黏膜脱垂入肛管上口所致。

黏液便或血便可能是由过度努责排便、直肠黏膜脱垂、手法排便所形成的慢性炎症或溃疡所致。

大便失禁和持续性会阴部疼痛可在坐位时发生或加剧，这些症状的出现是当盆底下降时，会阴部神经及其支配肛门外括约肌和肛提肌的分支被拉伸所造成的。

2）体征：蹲位做肛门努责时，肛管下降超过2厘米，甚至超过坐骨结

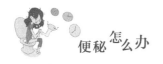

节水平，并可见有直肠黏膜或痔脱出。直肠指检感觉肛管张力减退，嘱患者做随意收缩运动时，肛管收缩力明显减弱。肛门镜下可见直肠前壁黏膜堆积或堵塞镜口。

3）治疗：会阴下降综合征的治疗一般不主张采用手术疗法，建议首先要养成每天早晨定时排便的良好习惯，多食高膳食纤维食品，如全麦面包、菠菜、苹果、豆类食品等。应特别强调，会阴下降综合征与排便有关，因此在日常生活中要避免过度用力排便，必要时用泻药、栓剂及灌肠等。但对有直肠前壁黏膜脱垂或内痔脱出的患者，可采用硬化剂注射治疗，如无效则可考虑用胶圈套扎疗法或手术切除。对已有粪便失禁的患者，可采用疗程性的骨盆感应电流刺激疗法进行括约肌锻炼，以改善功能，如果无效，必要时可考虑做肛门修复手术。

（4）耻骨直肠肌综合征：是一种以耻骨直肠肌痉挛性肥大，致使盆底出口处梗阻为特征的排便障碍性疾病。主要表现为渐进性加重的排便困难，排便时间过长（每次 1~2 小时），排便需服泻剂且用量逐渐加大。此外，还有一些患者排便用力过度，常大声呻吟，大汗淋漓；便意频繁，有排便不尽感，便条细，排便时肛门或骶区疼痛，精神常较紧张。组织学改变为耻骨直肠肌肌纤维肥大。直肠指检及相应的器械检查有助于诊断。

1）症状：排便困难，便时费力，排便时间延长，便次频繁及排便不尽感，便条变细，肛门部疼痛坠胀等。

盆底肌能感知保留在直肠的内容物，并在适当的时候将其排出体外。正常人静止时，耻骨直肠肌呈收缩状态，做排便动作时则松弛，肛直角增大，大便可顺利排出。耻骨直肠肌综合征患者排便时，耻骨直肠肌不松弛，甚至痉挛收缩，肛直角不增大或更小，粪便不能顺利排出。只有耻骨直肠肌痉挛缓解后，粪便才能得以大量排出。

长时间粪便不能完全排出或排出不净，便意频繁而增加腹压，又可产生肛门部疼痛或坠胀感。

2）体征：直肠指检感觉肛管张力增高，肛管明显延长，耻骨直肠肌肥厚，有触痛，可有锐利的边缘。

3）治疗：非手术治疗包括扩肛疗法、药物治疗、生物反馈疗法及按摩法等。手术治疗多采用耻骨直肠肌部分切断，配合松解肛门括约肌的方法，有助于解除肛管狭窄，从而缓解排便困难。

（5）盆底肌痉挛综合征：是指用力排便时，盆底肌肉收缩而不松弛的功能性疾病，其主要症状是排便困难，时间长而且疼痛，便软但不易排出，会阴部胀痛且便意频繁。需服用大量泻药或灌肠以排便，自觉排便时肛门紧缩而不张开。

1）症状：排便困难，排便疼痛，会阴部胀满感与便意感。

正常状态下，盆底肌呈轻度的收缩状态，维持着会阴盆底的正常位置以便其功能正常行使。排便时耻骨直肠肌和外括约肌迅速抑制，肛管直肠角增大，肛管松弛以利于粪块通过。盆底肌痉挛综合征患者排便时上述肌肉不松弛，肛直角不增大，肛管不开放，粪便难以排出，造成排便困难、排便疼痛等。由于粪块不能立即排出，在直肠内停留，便产生会阴部胀满和便意感。

2）体征：盆底肌痉挛综合征患者在临床上未发现器质性病变体征，通常认为是盆底肌群功能紊乱，可能是正常肌肉的功能障碍，而不是异常肌肉的持续痉挛。心理因素可能对该病的发生起一定作用。

3）治疗：临床上本病的发生常合并有会阴部下降、直肠前突、直肠内套叠等盆底疾患，积极治疗这些合并症，可使本病缓解。目前对盆底肌痉挛综合征的治疗，多主张采取饮食疗法、针灸、理疗、按摩、肌电图生物反馈疗法、气囊反馈疗法、神经调节疗法、针电极置入法等保守治疗，而不主张手术治疗。手术治疗目前主张的方法有：①耻骨直肠肌全束部分切除术。②闭孔内肌移植术。③改良肛直肠环闭孔内肌缝合术。④耻骨直肠肌切断加皮下组织与直肠浆肌层缝合术。

（6）孤立性直肠溃疡综合征：是一种慢性的直肠良性非特异性溃疡疾病，一些患者直肠内有多处溃疡或明显溃疡，有息肉样病变或局限性炎症。有血便、黏液便、排便困难及肛门疼痛的特点。患者均有过度用力排便史。用力排便时肛管有梗阻感，频繁排便仍不能排尽，有时需用手指插入肛门协助排便。

1）症状：直肠出血，黏液便，排便困难，肛门坠胀疼痛。

孤立性直肠溃疡与直肠脱垂有密切的关系，其组织学改变可能是黏膜脱垂、组织缺血和损伤共同作用的结果。孤立性直肠溃疡综合征的直肠黏

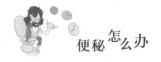

膜表面糜烂或有浅表溃疡形成。溃疡可能是排便过度用力、创伤、缺血、感染等原因造成。因此，直肠出血、黏液便作为孤立性直肠溃疡综合征的主要症状也就能理解了。

2）体征：孤立性直肠溃疡综合征的临床特点主要是血便，少有其他体征。内镜下直肠壁可有单发的溃疡面，少数可见多发的溃疡面，大小1~2厘米，呈不规则形浅表溃疡，境界清楚，表面附有白苔或灰白苔，部分溃疡边缘稍隆起，呈小结节状，周围黏膜常有轻度发红的充血带围绕，而外侧黏膜则完全正常，表面可有较多黏液。

3）治疗：孤立性直肠溃疡综合征以保守治疗为主。主张以直肠理疗、药物治疗、生物反馈法治疗为主，养成良好的排便习惯也是有效的治疗方法。此外，还有饮食及药物调节，如高膳食纤维食物及容积性泻药。手术治疗主要针对病因而不是溃疡本身，如完全性直肠脱垂，直肠内套叠等可采用相应的术式。一般直肠脱垂治愈后溃疡多消失。目前对孤立性直肠溃疡综合征的治疗手术指征为：①有直肠脱垂。②经保守治疗无效。③排粪造影显示有直肠内脱垂。

附：出口梗阻型便秘的临床诊断标准及疗效标准

（1）直肠前突：

1）诊断标准：①临床症状为排便困难，肛门处梗阻感，排便时肛门处压力分散感，排便不尽感。②直肠指检可扪及肛管上端直肠前壁有易凹陷之薄弱区，嘱患者做大力排便动作时，该凹陷变深。③排粪造影可见壶腹部远端呈囊袋状突向前方。按突出深度分为三度，轻度6~15毫米，中度16~30毫米，重度超过30毫米。④肛门直肠动力学检查可见部分患者直肠感觉功能减退。⑤结肠传输功能检查可见部分患者结肠通过时间延长。⑥肛门肌电图为正常。

据①+③可确诊。

2）疗效标准：①痊愈为临床症状消失，排粪造影正常。②显效为临床症状明显改善，排粪造影可见直肠前突深度变小。③有效为临床症状改善，排粪造影异常。④无效为临床症状及排粪造影均无变化。

（2）直肠内脱垂：

1）诊断标准：①临床症状为直肠排空困难，排便不尽感，肛门阻塞感，且用力越大，阻塞感越重。排便时下腹部或骶部有局限性疼痛，偶有血便及黏液便。②直肠指检感觉直肠黏膜较为松弛，偶可扪及套叠环。③肛门镜检查可见直肠黏膜充血、水肿、溃疡。④排粪造影可见直肠黏膜脱垂在直肠内形成 3 毫米深的环状套叠。直肠内脱垂分为三度，肛上距增大，< 15 毫米为轻度，16~30 毫米为中度，超过 30 毫米或多处套叠为重度。⑤肛门动力学检查可见直肠感觉功能有损害。⑥肛门肌电图多无反常电活动。

据①+③+④可确诊。

2）疗效标准：①痊愈为临床症状消失，排粪造影正常。②显效为临床症状明显改善，排粪造影异常。③有效为临床症状改善，排粪造影异常。④无效为临床症状及排粪造影均无变化。

（3）会阴下降综合征：

1）诊断标准：①临床症状为排便时间长，排便费力，排便不尽感，便中带血及黏液便，会阴部胀痛，大小便失禁及阴道脱垂或溃疡。②直肠指检可感觉肛管张力低。③直肠镜检可偶见直肠前壁黏膜脱垂或溃疡。④排粪造影可见做排便动作时，肛管直肠角低于耻尾线 2.5 厘米，用力时肛上距大于 30 毫米，经产妇大于 34 毫米。⑤肛肠动力学检查可见肛管静息压降低，完全抑制容量变小。⑥肛门肌电图可见神经源性或肌源性损害。

据①+④或①+⑥可确诊。

2）疗效标准：①痊愈为临床症状消失，排粪造影正常。②显效为临床症状明显改善，排粪造影异常。③有效为临床症状改善，排粪造影异常。④无效为临床症状及排粪造影均无变化。

（4）盆底肌痉挛综合征：

1）诊断标准：①临床症状为排便困难，会阴部胀满感与便意感，排便时间增长，排便疼痛并常有排便时"肛门张不开"的感觉。②排粪造影可见用力排便时肛直角不增大，多小于 90°，且多有耻骨直肠肌痉挛压迹，合并直肠前突可出现"鹅征"（前突为鹅头，肛管为鹅嘴，痉挛变化的直肠远端似鹅颈，直肠近段和乙状结肠为鹅身尾）。③肛门肌电图可见耻骨直肠肌与外括约肌异常电活动。④肛肠动力学检查可见排便反射异常。⑤结

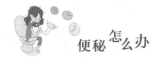

肠传输功能检查可有直肠潴留或左结肠、乙状结肠传输延迟。

据①＋②可确诊。

2）疗效标准：①痊愈为临床症状消失，排粪造影正常，肛门肌电图、结肠传输功能检查均正常。②显效为临床症状明显改善，排粪造影异常，肛门肌电图、结肠传输功能检查异常。③有效为临床症状改善，排粪造影异常，肛门肌电图、结肠传输功能检查异常。④无效为临床症状无改善，排粪造影、肛门肌电图、结肠传输功能检查无变化。

（5）耻骨直肠肌综合征：

1）诊断标准：①临床症状为长期、进行性、严重的排便困难，排便过度用力，排便时间过长，排便前后骶部疼痛，直肠积气，直肠下段压力感，排便疼痛。②直肠指检可感觉肛管张力高，耻骨直肠肌痉挛伴锐利边缘，手指通过时患者极不舒适、疼痛，直肠后方较深，呈袋状。③肛门镜检查可见肛管、直肠黏膜充血水肿。④肛管直肠测压示肛管静息压增高。⑤肛门肌电图可见耻骨直肠肌、外括约肌反常电活动。⑥结肠传输功能检查可有直肠排空延迟。⑦排粪造影可见肛直角变小，肛管变长，在静坐和用力排便时耻骨直肠肌部均平直不变或少变，呈搁板状，称"搁架征"。

据①＋②可确诊。

2）疗效标准：①痊愈为临床症状消失，排粪造影正常，肛管直肠测压、肛门肌电图、结肠传输功能检查均正常。②显效为临床症状明显改善，排粪造影、肛管直肠测压、肛门肌电图、结肠传输功能检查均异常。③有效为临床症状改善，排粪造影、肛管直肠测压、肛门肌电图、结肠传输功能检查均异常。④无效为临床症状不消失，排粪造影、肛管直肠测压、肛门肌电图、结肠传输功能检查较治疗前无变化。

2. 什么是慢传输型便秘

顾名思义，慢传输型便秘即大便的传输减慢。其原因为结肠缺乏动力，引起肠内容物通过缓慢，直肠充盈速度减慢，导致直肠的反应性降低，甚至迟钝；大肠收缩无力，粪便在肠道停留时间延长，粪便中的水分被过度吸收，以致粪便干结，加重了排便的困难，从而造成便秘。主要表现为排便次数减少，缺少便意，粪便坚硬，突出表现为排便困难，多发生于中青年女性。慢传输型便秘的特征包括慢性、原发性、功能性、结肠性和传输缓慢性。"慢性"指便秘症状持续 1 年以上；"原发性"也称特发性，指对其病因及流行病学了解不全面，尚未发现明确的发病原因；"功能性"指无全身器质性病因及药物因素；"结肠性"指导致便秘的病变或功能改变局限于结肠，或以结肠为主；"传输缓慢性"指由于各种原因造成的肠道运动功能障碍和内容物传输延迟。

慢传输型便秘患者长期大便次数减少，可 5 天以上大便 1 次，有的患者甚至完全没有主观排便冲动，长期腹胀、纳差，依靠泻剂排便，且泻剂的用量越来越大，效果越来越差，甚至最后用泻剂也完全不能排便。排便多有不同程度的困难，排便时间较长，一般在 15~45 分钟，所排出的粪便干结，呈羊粪状。部分患者伴有左下腹痛感，排便后感觉轻松。患者大多伴有痔疮，排便多有不同程度的肛门滴血，粪便表面附着鲜红血迹。患者多无特殊体征，部分患者叩诊可在左下腹触及增粗的肠管或充满粪团的肠管。部分患者有焦虑、失眠、抑郁等全身症状。

本病治疗的目的是缓解症状，恢复正常肠动力和排便生理功能。对患者的健康认知教育、心理疏导和合理使用泻药的指导非常重要。总的原则是个体化的综合治疗，根据症状的严重程度，患者的心理、经济、社会支持情况及各项检查的结果，严格掌握适应证，采用合理的非手术或手术治疗。

无论任何类型的便秘，均主张先采用非手术疗法。首先可以用饮食调整及运动促进排便，其次考虑药物辅助。随着病情的发展，可以采用针灸、穴位埋线等方式治疗。如经严格的非手术治疗后疗效不佳，并且检查显示有明确的病理解剖和功能异常，方可考虑手术治疗。长期严重慢传输型便秘的手术指征为：①有确切的结肠无张力的证据。②无出口处梗阻。③肛管有足够的张力。④临床上无明显的焦虑、忧虑及精神异常。⑤无弥漫性肠道运动失调的临床证据，如肠易激综合征。同时辅助检查结果必须表明结肠传输时间明显延长，胃排空、小肠传输试验正常，排粪造影、盆腔造影、直肠肛门测压明确表明无出口梗阻型便秘，钡灌肠或纤维结肠镜检查示无明显器质性疾病。手术成功的关键是术前做全面的检查。

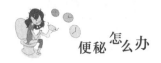

附：慢传输型便秘的临床诊断（参照罗马Ⅲ标准）

第一，必须满足以下 2 个或 2 个以上症状：①至少 1/4 的排便感到费力。②至少 1/4 的排便为团块状或硬便。③至少 1/4 的排便有排不尽感。④至少 1/4 的排便有肛门阻塞感或肛门直肠梗阻。⑤至少 1/4 的排便需要用手法协助。⑥每周排便＜3 次。

第二，不用泻药，则软粪便少见。

第三，不符合肠易激综合征的诊断标准。

注：诊断前症状出现至少 6 个月，且近 3 个月满足以上标准。

3.什么是混合型便秘

随着现代社会人们生活习惯的改变和生活节奏的加快，混合型便秘的发病越来越年轻化。女性的发病概率比男性大。实际上很少见到因单纯类型病变就诊的患者。混合型便秘的临床表现比较复杂，具有慢传输型便秘和出口梗阻型便秘的一些共同体征和症状。混合型便秘常并发于各种急、慢性疾病过程中，虽然一般不直接危及生命，但往往病程较长，经反复治疗效果不佳，给患者生活上带来极大的不便，甚至使患者背上沉重的心理负担。由于毒素不能及时排出体外，可能诱发或加重其他疾病，如高血压、冠心病、心力衰竭、毒血症等，甚至导致患者残疾或死亡，且混合型便秘患者发生肠癌的概率远大于正常人。同时混合型便秘日久还会发生一些继发病症，如孤立性直肠溃疡综合征、继发性巨结肠等，所以及时有效地治疗本病有着非常重要的意义。

混合型便秘同时具备慢传输型便秘和出口梗阻型便秘的特点。排除器质性、精神性便秘因素，临床表现有：①便意少，便次也少。②排便费力，严重时需用手法帮助。③排便困难，伴有腹痛或腹部不适。④服用泻剂效果差或者无效。除有以上临床体征外，还应做以下检查才能确诊。

（1）腹部触诊：有可能触及肠样柔软包块。

（2）肛门指检：直肠内存有不少泥样粪便，用力排便时肛门外括约肌呈矛盾性收缩。

（3）胃肠传输试验：全胃肠或结肠通过时间延长。患者在检查前需排完粪便，停服影响胃肠道的药物，然后服用标志物——直径3毫米小钢珠20颗，分别于24小时、48小时、72小时拍X线片观察，正常为72小时应排出标志物总数80%以上，<80%者为欠佳，<60%者为迟缓，<40%者为极差。该项检查常受环境、生活习惯、精神及内分泌因素影响，可出现假阳性或假阴性的结果，故在检查期间务必使患者保持平时的生活、工作及饮食习惯；同时不应以1次检查做最后结论，必须进行2次或多次检查，从而为临床治疗方案的选择提供可靠的依据。

（4）肛管直肠测压：显示用力排便时肛门外括约肌呈矛盾性收缩，或直肠壁的感觉阈值异常。

（5）排粪造影检查：排粪造影能对直肠肛门部的功能性和器质性病变做出明确的诊断，为临床治疗提供可靠依据，特别是对功能性出口梗阻所致的长期顽固性便秘患者的诊断，明显优于普通钡灌肠和内镜检查。

治疗混合型便秘，要同时解决慢传输的问题和出口梗阻的问题。具体治疗方法已在前面讲到。

4. 什么是肠易激综合征引起的便秘

肠易激综合征是一种常见的功能性肠病，以反复发作的腹痛、腹胀、腹部不适为主要症状，常伴有排便习惯改变，且症状持续至少6个月。本病的女性发病率高于男性，可发生于任何年龄段，但以青壮年为多，尤其以脑力劳动者多见。

（1）肠易激综合征引起的便秘的主要临床表现：①腹痛或腹部不适，疼痛性质多样，程度各异，最近3个月内每月发作至少3天，多见于左下腹部，可伴腹胀，进餐后出现，排便后缓解。②发作时伴有排便频率降低（每周<3次），粪质干硬、量少，表面可附有黏液，或伴排便不尽感。早期多为间断性，后期多为持续性，严重者甚至需要长期依赖泻药。③其他症状，可有上消化道症状，如烧心、早饱、恶心、呕吐等，也可有其他系统症状，如疲乏、背痛、心悸、呼吸不畅感、尿频、尿急、性功能障碍

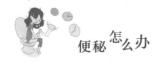

等。④症状特点为起病缓慢，间歇性发作，不具有特异性，症状的出现或加重常与精神因素或应激状态有关，白天明显，夜间睡眠后减轻。

（2）肠易激综合征引起的便秘的临床体征：腹部查体一般无特殊体征，部分患者可出现左下腹或脐周轻压痛，无反跳痛；部分患者肛门指检感觉肛门括约肌张力增高，痛感明显；还有部分患者可有心动过速、血压高等征象。

（3）肠易激综合征引起的便秘的诊断：肠易激综合征为功能性疾病，故其诊断应进行相关检查以明确排除器质性疾病。可进行以下检查：

• 粪便检查。包括粪便白细胞、红细胞计数，隐血试验，寄生虫检查及粪便培养等。

• 结肠镜或钡剂灌肠 X 线检查。对新近出现症状或症状逐步加重、近期症状与以往发作形式有不同、有肠癌家族史、年龄 ≥ 40 岁者建议行结肠镜或钡剂灌肠 X 线检查。

• 腹部 B 超或 CT 检查。可排除其他腹部器质性病变。

• 结肠传输试验。随标准餐顿服不透 X 线的标记物，根据标记物的分布计算结肠传输时间和排出率，判断是否存在结肠传输延缓或排便障碍。

• 肛管直肠测压。能评估肛门直肠动力和感觉功能，监测用力排便时盆底肌有无不协调收缩、是否存在直肠压力上升不足、是否缺乏肛门直肠抑制反射以及直肠感觉阈值有无变化等。对难治性便秘患者，可行 24 小时结肠压力监测，如结肠缺乏特异性推进性收缩波、结肠对睡醒和进餐缺乏反应，则有助于结肠无力的诊断。

• 其他检查。如血常规、肝功能、肾功能、血糖、血沉（红细胞沉降率）、C 反应蛋白等，可了解患者全身状况，排除其他重大疾病。

• 肠易激综合征引起的便秘患者常伴睡眠障碍或焦虑抑郁情绪，建议可早期对其进行精神心理、睡眠状态和社会支持情况的评估，以分析判断心理异常与便秘的因果关系。

肠易激综合征发病机制复杂，涉及的范围较广，尚没有一种能够完全解释其病因病机的理论，因而治疗效果不理想。治疗肠易激综合征引起的便秘的主要目的是消除患者顾虑，改善症状，提高生活质量。其治疗首先应建立在良好的医患关系上。要经常对患者进行健康宣传教育和心理安慰，良好的医患关系是有效而经济的治疗方法，也是使所有治疗方法得以有效实施的基础。其次要注意实施个体化的治疗。对于轻度患者，健康宣传教育的同时，应配合增加膳食纤维摄入量、饮水量及运动量等，以减轻患者的胃肠功能紊乱症状；中度患者可加服渗透性轻泻剂及解痉药；对于重度患者，必要时可服用抗抑郁药，增加心理和行为治疗。治疗措施的个体化和综合性，能有效提高临床疗效。

5. 什么是阿片类药物引起的便秘

阿片类药物引起的便秘是指患者在使用阿片类药物后出现的一种特定的便秘症状。阿片类药物是一类对机体产生类似吗啡效应的药物，包括阿片、吗啡、海洛因，以及具有吗啡样作用的化合物（如哌替啶、二氢埃托啡、丁丙诺啡和美沙酮等），它们主要通过与大脑中的阿片受体结合，产生镇痛、麻醉、催眠等作用，但同时也可能引发一系列副作用，其中便秘是最常见的副作用之一。

使用阿片类药物后出现的症状群，包括干硬粪、排便次数减少、排便不尽感、腹胀、腹痛、恶心和呕吐等。阿片类药物引起的便秘临床表现与功能性便秘类似，两者可以重叠，治疗和处理类似，故将其列入功能性便秘。鉴别阿片类药物所致便秘的关键依据在于，患者是在开始服用阿片类药物、调整药物剂型或增加用药剂量过程中出现了新的便秘症状，或者原有的便秘症状有所加重。而且，在诊断阿片类药物引起的便秘时，并没有病程方面的相关要求。

服用阿片类药物引起便秘时，如果症状比较轻，停药后会自行缓解，或者尝试更换阿片类药物种类，改为使用等剂量的、可替代的、较少引起便秘的阿片类药物。如果症状比较重，就需要及时治疗。常用的药物有聚乙二醇、匹可硫酸钠和番泻叶等。在生活方式上，可以增加膳食纤维和液体摄入量、规律运动和养成良好的排便习惯等，这些措施都有助于改善便秘症状。服用阿片类药物副作用很多，便秘只是其中一种，所以在使用时，一定要按照医嘱来用药，避免过量使用。

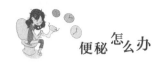

附：便秘的临床症状疗效评价标准

（1）参考国际慢性便秘症状评分，参与便秘病（便秘－结肠慢传输型）疗效评价的主要症状包括：排便频率、粪便性状、使用泻剂、腹胀和每次排便时间等。分别观察治疗前后主要症状记分变化（表1）。

表1　症状评价指标

指标	计分方法
排便频率（指自然排便）	1~2 日 1 次（0 分） 1 周排便 2 次（1 分） 1 周排便 1 次（2 分） 1 周以上排便 1 次（3 分） 不借助药物无法自行排便（4 分）
粪便性状 *（指自然排便）	成条且光软（0 分） 成条有裂纹（1 分） 硬块但成条（2 分） 硬块且散在（3 分）
使用泻剂	无（0 分） 偶尔（1 分） 经常（2 分） 长期（3 分） 使用失效（4 分）
腹胀	无（0 分） 患者主观感觉（1 分） 医生客观察觉（2 分） 严重导致恶心或呕吐（3 分）
每次排便时间	1~10 分钟（0 分） 11~20 分钟（1 分） 20 分钟以上（2 分）

说明：①本症状评分表计 0~16 分，正常为 0 分，1~5 分为轻度，6~10

分为中度，11~16 分为重度，治疗前后比较积分。

②＊粪便性状：采用 Bristol 粪便性状量表法，表中分值 0、1、2、3 分，分别对应下图性状 4、性状 3、性状 2 和性状 1。

性状1	性状2	性状3	性状4	性状5	性状6	性状7
硬块且散在	硬块但成条	成条有裂纹	成条且光软	软胶状便	糊状便	稀便或水样便

③参照《中药新药临床研究指导原则》的疗效评定标准，采用尼莫地平法计算。

痊愈：患者自然排便，粪便质地柔软，每周＞2 次，治疗后积分 0~1 分。

显效：患者多能自然排便，偶用泻药，排便频率、粪便质地、腹胀等症状较治疗前明显改善，治疗后积分 2~5 分。

有效：患者排便频率、粪便质地、腹胀等症状较治疗前好转，泻药使用较治疗前减少，治疗后积分 6~10 分。

无效：患者排便频率、粪便质地、腹胀等症状较治疗前无明显改善，治疗后积分 11~16 分。

（2）影像学评价：治疗前后结肠传输试验情况。

（3）生活质量评价：比较治疗前后便秘患者生活质量自评量表问卷（PAC-QOL）情况（表 2）。

表 2　便秘患者生活质量自评量表 PAC-QOL

以下所设计的问题是要了解过去 2 周内便秘对你的日常生活所造成的影响。每一道问题只能选择一个答案。

以下问题是有关你症状的严重性，在过去 2 周内，你在多大程度上……	完全没有 0	有一点 1	中等程度 2	相当大 3	极大 4
1.感到肚子胀	□	□	□	□	□
2.因为便秘而感到身体沉重	□	□	□	□	□

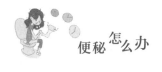
下列几个问题是有关便秘对你日常生活的影响。在过去2周内，你有多少时候……	没有时候 0	少部分时候 1	部分时候 2	大部分时候 3	所有时候 4
3. 感到身体不舒服	□	□	□	□	□
4. 想要排便却排不出来	□	□	□	□	□
5. 不好意思跟其他人在一起	□	□	□	□	□
6. 因不能排便而越吃越少	□	□	□	□	□
接下来几个问题是有关便秘对你日常生活的影响。在过去2周内，你在多大程度上……	完全没有 0	有一点 1	中等程度 2	相当大 3	极大 4
7. 不得不仔细选择你所吃的东西	□	□	□	□	□
8. 感到胃口下降	□	□	□	□	□
9. 因为无法选择你所吃的东西而担心（比如在朋友的家）	□	□	□	□	□
10. 当你外出时，因为占用厕所过久而感到难为情	□	□	□	□	□
11. 当你外出时，因为经常去厕所而感到难为情	□	□	□	□	□
12. 因为不得不更改日常生活规律而担心（例如：旅行、出外等）	□	□	□	□	□
下列几个问题是关于你的感受。在过去2周内，你有多少时候……	没有时候 0	少部分时候 1	部分时候 2	大部分时候 3	所有时候 4
13. 因为你的状况而感到易发脾气	□	□	□	□	□
14. 因为你的状况而感到心烦意乱	□	□	□	□	□
15. 觉得被你的状况所困扰	□	□	□	□	□
16. 因你的状况而感到压力	□	□	□	□	□
17. 因你的状况而感到更没有自信	□	□	□	□	□
18. 感到你的状况失去控制	□	□	□	□	□
接下来几个问题是关于你的感受。在过去2周内，你在多大程度上……	完全没有 0	一点 1	中等程度 2	相当大 3	极大 4
19. 因不知何时能够排便而担心	□	□	□	□	□
20. 因想要排便时却排不出而担心	□	□	□	□	□
21. 因无法排便而感到越来越烦恼	□	□	□	□	□

续表

下列几个问题是有关你日常生活中的便秘问题。在过去 2 周内，你有多少时候……	没有时候 0	少部分时候 1	部分时候 2	大部分时候 3	所有时候 4
22. 害怕你的状况会更糟	☐	☐	☐	☐	☐
23. 感到身体运作不正常	☐	☐	☐	☐	☐
24. 排泄粪便的次数比你所想的还少	☐	☐	☐	☐	☐
接下来几个问题是关于你的满意程度。在过去 2 周内，你在多大程度上……	完全没有 0	一点 1	中等程度 2	相当大 3	极大 4
25. 对你的排便间隔期感到满意	☐	☐	☐	☐	☐
26. 对你排便的规律性感到满意	☐	☐	☐	☐	☐
27. 对你排便的功能感到满意	☐	☐	☐	☐	☐
28. 对你的治疗感到满意	☐	☐	☐	☐	☐

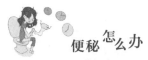

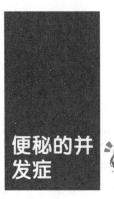

便秘的并发症

"便秘经常发生，会并发其他的疾病吗？"这是便秘患者经常咨询的问题。便秘对不同年龄、不同性别的人群有着不同的影响，下面谈谈便秘的并发症。

1. 便秘为什么会并发心脑血管疾病

便秘不仅影响平时的起居生活，它还是多种心脑血管疾病的诱发因素，比如脑血栓、脑出血、心肌梗死等。人在排便的时候会腹部用力，腹压升高，然后导致血压升高，如果患者血压本身就偏高，动脉管腔中原来形成的斑块就会在双重压力作用下移动到脑血管较细的地方，从而堵塞血管，形成血栓。老年人的血管都有一定程度的硬化，本身就易出现脑血管破裂问题，如果便秘时用力过大，血压升高，就更增加了血管破裂的可能性，进而诱发脑出血。

另外，排便用力使血压升高后，心肌用力收缩，可能造成冠状动脉供血不足，导致心肌梗死。对患有高血压、冠心病的患者来说，便秘是十分危险的，这些患者经常是在排便时突发脑血管意外或者冠心病加重，甚至死亡。

2. 便秘会并发阿尔茨海默病吗

长期便秘时肠内的有害物质可能干扰大脑功能，突出表现是记忆力下

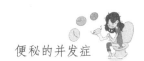

降、注意力分散、思维迟钝等。老年便秘患者由于不能正常排出体内有毒物质，久而久之，大量有毒物质就会在体内积聚。当有毒物质积聚到一定程度，超过肝脏解毒能力时，就会随着血液循环慢慢进入大脑，损害中枢神经系统，成为催化老年人智力下降的罪魁祸首，诱发阿尔茨海默病等。

3. 便秘为什么能并发肛周疾病

便秘患者排便时，过度用力使肛管黏膜向外凸出，静脉回流不畅，久则形成痔疮。粪便划破肛管，形成溃疡与创口，就会形成肛裂。因为便秘，排便困难、粪便干燥，可直接引起或加重肛门直肠疾患。较硬的粪块阻塞肠腔，使肠腔狭窄，并压迫盆腔周围结构，阻碍了结肠蠕动，使直肠或结肠受压而造成血液循环障碍，还可形成粪性溃疡，严重者可引起肠穿孔。也可发生结肠憩室、肠梗阻、胃肠神经功能紊乱等。

4. 便秘会并发肠癌吗

长期便秘时，肠道内的粪便长时间滞留，其中的有害物质，如胆汁酸等会持续刺激肠黏膜。而且这些毒素被肠道反复吸收，会扰乱肠道内的微生态环境，使得肠道细胞长期处于不良的刺激状态下，容易引发肠道黏膜出现炎症、损伤等情况。若这种损伤持续存在且得不到修复，随着时间的推移，易导致细胞的代谢与分裂功能紊乱，则可能产生异常细胞的增殖和堆积，形成肠道息肉和癌前病变，间接增加患肠癌的风险。

不过，肠癌的发生是多因素共同作用的结果，除了便秘因素外，还包括遗传因素，有肠癌家族史的人群发病风险更高；不良的饮食习惯，如长期大量摄入高脂肪、高蛋白、低纤维食物，以及肠道的一些慢性疾病等也会有影响。

5. 便秘会并发肝脏疾病吗

食物进入胃肠道后，在各种消化酶和肠道细菌的协同作用下，经历分

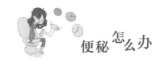

解、发酵、吸收等过程，随后经由门静脉到达肝脏进行加工，合成人体所需要的各种物质，同时将无用的有害物质，如内毒素、硫醇、吲哚等进行解毒。如果患者长期处于便秘状态，细菌在肠道内大量繁殖，内毒素生成增加，毒性物质增多，可加重肝脏负担，损害肝功能。同时进入血液循环中的毒性物质也会增多，毒性物质通过血脑屏障进入大脑，对大脑组织造成损害，可以出现肝性脑病，表现为行为异常、反应迟钝、躁动、谵语等，需要立即进行医疗干预。

6. 便秘会并发女性月经紊乱吗

便秘会导致一些女性月经紊乱。这是因为直肠内粪便过度充盈，子宫颈被向前推移，而子宫体则向后倾斜。如果长时间反复发生子宫后倾，阔韧带内的静脉就会受压而不畅通，子宫壁也会发生充血，并且失去弹性，进而使子宫长久保持在后倾位置，导致骶部疼痛、腰痛、月经紊乱，以及经期肛门、直肠坠胀等。

长期便秘的女性，肠道内可产生一种不正常的化学物质，可以干扰下丘脑—垂体—卵巢轴的功能，妨碍排卵，从而减少生育机会。

7. 长期便秘会并发面部色斑吗

当人体处于长期便秘的状态时，肠道的正常蠕动功能出现明显异常，导致粪便在肠道内长时间滞留。而粪便中包含着诸多代谢废物以及各类毒素，它们本应随着正常的排便过程排出体外，但由于便秘无法及时排出，就会不断地在肠道内积聚。随着时间的推移，肠道会对这些毒素进行反复的吸收，使其进入到血液循环当中。

一旦这些带有毒素的血液运行至全身各处，皮肤组织也难以幸免。这些毒素会干扰皮肤细胞正常的新陈代谢过程，影响皮肤内黑色素代谢相关的酶的活性，使得黑色素生成的速度加快，同时又阻碍了黑色素正常的分解与排出。这样一来，黑色素就容易在皮肤内堆积、沉着，尤其是在面部等比较容易显现的部位，进而引发面部色斑的出现，像黄褐斑等色素沉着

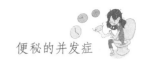

性皮肤病的产生，就很可能和长期便秘等导致的机体代谢紊乱、毒素在体内大量蓄积有着密切的关系。

8. 长期便秘会并发心理障碍疾病吗

长期便秘是有可能并发心理障碍疾病的。一方面，长期受便秘困扰，身体会出现诸多不适，比如腹部胀痛、排便费力等，这些症状持续存在且难以缓解，会给患者的日常生活带来极大不便，比如时常要花费大量时间在厕所，外出时也会因担心找不到厕所等而焦虑不安。长此以往，患者容易产生烦躁、压抑的情绪。另一方面，当尝试了各种方法都无法有效改善便秘情况时，容易让患者感到挫败、无助，觉得对自己的身体失去控制，这种无力感会进一步加重心理负担，有的患者在就诊时因此说出了"活着没劲"的话，甚至可能引发抑郁、焦虑等心理障碍疾病。因此，便秘患者应当积极调整心态，同时身边的家人朋友给予足够的关心和鼓励，可在一定程度上降低并发心理障碍疾病的风险。

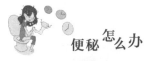

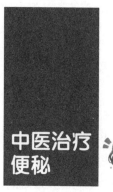

中医治疗
便秘

1. 便秘的中药疗法有哪些

祖国医学经过几千年的发展，对便秘有着系统的认识与了解。《黄帝内经》称便秘为"后不利""大便难"；《素问·灵兰秘典论》曰："大肠者，传道之官，变化出焉。"宋代《圣济总录·卷第九十七·大便秘涩》指出："大便秘涩，盖非一证，皆荣卫不调，阴阳之气相持也。"就让我们了解一下祖国医学对便秘的分型，以及对不同分型的治疗方法。

（1）热秘：热秘患者一般大便干结，腹部胀满，面红身热，心烦口干或口舌生疮，小便短赤。舌质红，苔黄或燥，脉滑实。

热秘有个热字，需要清除内热，中医治法宜清热润肠。主方是张仲景《伤寒论》中的麻子仁丸加减。中成药一般有麻仁软胶囊、上清丸、牛黄解毒片等。

单方验方：大黄 6 克，麻油 20 毫升。将大黄研末，与麻油和匀，以温开水冲服。每天 1 剂。

（2）冷秘：冷秘患者一般大便秘结，难以排出，腹中冷痛，四肢不温。舌质淡，苔白，脉沉涩。冷秘有个冷字，需要以温热平衡冷，中医治法宜温通开秘。主方是张介宾《景岳全书》中的济川煎加减。中成药一般有半硫丸，每天 1.5~3 克，每天 1~2 次。

单方验方：冷秘方（魏龙骧验方）。白术 60 克，肉桂 3 克，厚朴 6 克，生地黄 10 克，升麻 5 克。水煎服，每天 1 剂。

（3）气滞秘：气滞秘患者一般欲便不得，胁腹胀痛，嗳气频作，便少。舌苔薄白，脉弦。气滞秘，是气停滞不行而便秘，因此需要让气顺，中医治法宜顺气行滞。主方选王肯堂《证治准绳》六磨汤加减。沉香10克，木香10克，槟榔15克，乌药12克，枳实12克，大黄10克，柴胡9克。水煎服。若气郁化火者，可加栀子12克、牡丹皮10克。中成药一般有麻仁丸，每次1丸，每天2次。

单方验方：气秘方（黄文东验方）。大腹皮12克，青皮、陈皮各6克，生枳壳、乌药、青橘叶、玉竹各9克，生何首乌15克。水煎服，每天1剂。

（4）气虚秘：气虚秘患者一般大便不畅，临厕无力努责，用力则汗出气短，便后疲乏，面色发白。舌淡，苔薄白，脉弱。气虚秘，是气的不足而便秘，中医治法宜益气润肠。主方选尤在泾《金匮翼》的黄芪汤加减。黄芪20克，陈皮10克，党参18克，当归12克，火麻仁30克，炙甘草6克。水煎服。中成药有补中益气丸，每次9克，每天3次。

单方验方：双术汤（岑鹤龄验方）。白术、苍术各30克，枳壳10克，肉苁蓉20克。水煎服，每天1剂。

（5）血虚秘：血虚秘患者一般大便干结，面色萎黄无华，头晕，心悸，舌淡，脉细。血虚秘，是因血不足造成的便秘，中医治法宜养血润燥。主方选沈金鳌《沈氏尊生书》的润肠丸。当归12克，生地黄20克，火麻仁30克，肉苁蓉18克，何首乌20克，桃仁、枳壳各10克。水煎服。中成药一般有润肠丸、桑椹膏等。

单方验方：首乌润便散（申田英《陕西中医》1989年7月）。何首乌、胡桃仁、黑芝麻各60克，共为细末，每次服10克，每天3次。

（6）阴虚便秘：阴虚便秘患者一般大便干结，如羊屎状，形体消瘦，头晕耳鸣，心烦失眠，潮热盗汗，腰膝酸软，舌红少苔，脉细数。阴虚便秘，多因津亏肠燥引起，中医治法宜滋阴润肠通便。主方当选用吴鞠通《温病条辨》的增液汤。玄参30克，麦冬24克，生地黄24克，水煎服。中成药可选用六味地黄丸，每次9克，每天2次。

单方验方：滋水清肝饮（余绍源验方）。生地黄40克，怀山药15克，山茱萸12克，牡丹皮12克，茯苓12克，泽泻12克，柴胡12克，当归9克，白芍15克，山栀子9克，大枣4枚。水煎服，每天1剂。

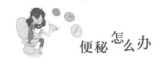

2. 祖国医学对便秘的其他疗法有哪些

祖国传统医学除中药汤药外，还有许多方法可以治疗便秘，主要的方法有以下几种：热敷、针灸、耳穴压丸、刮痧、点穴、推拿、热熨等，我们可以根据自身情况选择。

（1）温暖你的腹部——热敷疗法：脐也称脐眼，中医称脐部为神阙穴，脐通百脉，脐与五脏六腑、十二经脉、奇经八脉有着密切联系，通过脐部用药可达到治病的目的。可用醋炒葱白至极热，以布包之，熨脐部，凉后再炒再熨，可起到温散寒结、温运通便的作用，主要用于阴寒积滞及阳虚型便秘。

（2）开启体内的天然"药铺"——针灸疗法：针灸疗法可以调理肠胃，行滞通便。以足阳明胃经、手少阳三焦经经穴为主。主穴选天枢、支沟、水道、归来、丰隆。配穴根据辨证特点选择，热盛者加合谷、内庭；气滞者加太冲、中脘；气虚者加脾俞、气海；血虚者加足三里、三阴交；阳虚者加神阙、关元。主穴用毫针泻法，配穴按虚补实泻法，神阙、关元用灸法。天枢乃大肠募穴，疏通大肠腑气，腑气通则大肠传导功能复常。支沟宣通三焦气机，三焦之气通畅，则肠腑通调。水道、归来、丰隆可调理脾胃，行滞通腑。

（3）耳朵是你健康的源泉——耳穴压丸疗法：治疗时，在耳部找准相应的反射区，如大肠、肺、三焦、内分泌。气虚者加脾，消化不良者加胃，年高体虚者加肾。将王不留行籽用纸胶布准确贴在各反射区的最敏感点，每天自己按压15~20分钟，以痛为度。每次贴一耳，1周后换贴另一耳，两耳轮流贴。10周为1个疗程，治疗期间禁止服用任何泻药。另外，在便秘突发时，以指甲尖端用力按压大肠反射区，以刺痛为度，效果也不错。

（4）刮痧治疗：便秘也可以采用刮痧疗法，效果也是不错的。

选穴：头部为全息穴区，主要选额顶带中1/3和额顶带后1/3。背部选膀胱经，双侧大肠俞。腹部选胃经和脾经，双侧天枢和腹结。上肢选三焦经和大肠经，双侧支沟和手三里。下肢选胃经，双侧足三里至上巨虚。

（5）点穴疗法：便秘还能用点穴疗法。点穴疗法可以调理肠胃，有助

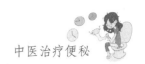

于通便。

选穴：太渊、合谷、承山、照海、足三里、中脘、气海，其中，太渊、照海、足三里、气海用补法，合谷、承山、中脘用泻法。如实热便秘，照海穴改为泻法，加天枢泻法。每穴自上而下、缓慢进行平揉、压放，各100次。阴虚便秘，手法速度宜慢不宜快，宜轻不宜重。实证者，手法应缓而重，腹部酌情加以摩擦或震颤。

（6）推拿：是一种简便易行的通便方法，主要适用于功能性便秘，治疗部位以腹部为主，背部为辅。患者可自行在晚上临睡前或清晨起床前进行顺时针揉腹。医师推拿可按如下手法操作。

• 患者仰卧，医者在其腹部推拿，先由上而下平抹几遍，继之在脐部及其周围用单手掌顺摩、逆摩的方法分别摩动，掌下触及腹腔内有硬物时，摩动缓慢柔和，揉摩较长时间，腹内变软后，摩动略快，接着用双手掌在脐周做接力绕圈的摩动若干遍。一点一点地慢慢加力，使肠壁内津液润通，促进肠内粪物排出。每天按摩1~2次，每次10~20分钟。

• 先按揉中脘、天枢、大横，每穴1分钟，然后以顺时针方向摩腹7~8分钟，而后斜推小腹两侧3~5次。

• 沿脊部两侧膀胱经从肝俞穴推至腰骶，往返5~7遍，然后按揉肾俞、大肠俞、八髎、长强。

• 按揉足三里、三阴交，以酸胀为度，每天3~5次。

（7）热熨疗法：

• 将葱白捣烂成饼，敷于神阙穴上，上盖厚布一块，用茶壶盛满开水熨烫。每天1~2次，每次30分钟，至壶冷为度。请注意防止烫伤。

• 用乌桕树皮500克，石菖蒲250克，共捣烂成泥，酒炒后，装入布袋，垫坐于身下，热熨肛门，药袋冷即更换。每天1~2次，每次30分钟。

（8）塞肛疗法：

• 取皂角6克，麻油3克，面粉60克，肥皂6克。将皂角研成细末，与麻油、面粉、肥皂调拌成形，外塞肛门，并上下进行滑动。每天2~3次。

• 将萝卜去皮，削成如拇指大小，在稍尖端涂上凡士林或油类，塞入肛门，稍后即通便。若无萝卜，用其他鲜菜梗也可。

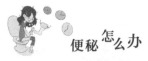
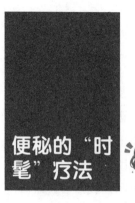

便秘的"时髦"疗法

随着科学技术的发展，针对便秘，除了口服药物、手术、针灸、按摩等治疗方法外，还出现了大批先进的诊疗机器和诊疗方法，都能帮助人们减少便秘的痛苦。现在医院常用的有生物反馈疗法、大肠水疗、灌肠法等。

1. 生物反馈疗法是如何治疗便秘的

生物反馈疗法是一种行为疗法，主要有肛管压力生物反馈疗法和肌电图生物反馈疗法。前者是通过监视肛管压力变化来指导盆底肌训练，后者是利用监视肌电图变化来指导训练。目前肌电图生物反馈疗法应用最为普遍。

生物反馈疗法具体应用是通过肛管压力仪和肌电图，在静息、缩肛、模拟排便三种状态下，指导患者做静息、缩肛、模拟排便动作训练，从而使盆底肌群的活动得以纠正。也就是把一些不易被人体感知的生理和病理性活动（如肛门括约肌痉挛）等信息转化为图像等易于感知的形式，反馈给患者，使其能随时看到自己体内活动的变化情况，并据此有意识地控制自己的活动，增强主观意愿对生理和病理性活动的调控。通过这种"动作—反馈—学习—再动作"的过程，逐步纠正自身的功能障碍。

2. 大肠水疗能治疗便秘吗

大肠水疗是将专用生理盐水注入大肠，排便前注入1次，排便后注入

1次，每次200~400毫升。在30~40分钟的洗肠过程中，一少部分水流入结肠深处，将长期积聚的废物溶化、稀释；另外大部分水用来推动、刺激结肠肌肉，引起收缩反应，从而将稀释的粪便挤出来。这种机制与一般正常排便无异，因为同样是要靠自己的肠蠕动收缩，将废物排出。一定疗程的大肠水疗，除了彻底软化清除布满整个大肠的硬结大便外，还可以软化清除肠黏膜表面的硬结层，恢复肠黏膜的分泌功能，促进结肠的蠕动，从而恢复正常排便功能，达到彻底治疗的目的。

3. 地尔水洗机为什么能治疗便秘呢

地尔水洗机是电子自动马桶与肠道水疗仪的完美结合，不但可以冲洗、按摩臀部，而且可以灌洗直肠，其独创的温水坐圈专利，不必通电的暖暖坐垫圈，强劲的温水通便功能，既可以按摩肛门周围穴位，帮助排便，又可以润滑、软化和分解干燥、结块的粪便，让便秘患者在家里轻松按下按键就可以完成灌洗直肠（非接触式），帮助便秘患者解决痛苦。

4. 灌肠法也可以治疗便秘吗

灌肠法治疗便秘是采用甘油或温肥皂水，借助插入肛门、直肠的肛管直接将灌肠液注入肠腔，对干结的大便起到软化和润滑的作用。同时，灌肠也可用于帮助接受生物反馈治疗的便秘患者，因为在进行排便动作训练之前，必须先将肛管直肠内的粪块去除。灌肠法主要用于急性便秘（如急性粪块嵌塞）者，也可用于某些便秘的早期治疗，以帮助患者重新建立直肠排便反射。对于经饮食、运动、口服通便药等治疗无效的顽固性便秘，也可使用灌肠法，以短时间缓解患者的痛苦。另外，肝硬化合并肝性脑病或有肝性脑病倾向的患者，发生便秘时可用弱酸性液体灌肠，这样可以使肠腔内的pH降低，氨吸收减少，有利于肝性脑病的防治。对于便秘患者自行灌肠的行为，专家们并不赞成。不管是到医院灌肠还是自行灌肠，一旦过于频繁，就会让身体产生依赖。特别是自行灌肠，如果操作不当，还会造成肛管、直肠损伤，并引发感染。

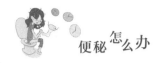

5. 红外线凝结疗法如何治疗便秘

本疗法多用于治疗直肠脱垂，是用红外线局部照射使蛋白变性，而达到瘢痕挛缩、固定的作用。具体操作在肛门镜下进行，在齿线上直肠黏膜做点状散在照射（前位正中不宜照射），照射时间为 1.5~2 秒，不宜过长，也不宜过短。

6. 耳穴磁疗法如何治疗便秘

耳穴磁疗法：选穴为大肠、直肠、三焦或交感。可用磁块贴敷耳垂背侧，不定时做压穴动作。可贴敷单侧，每 3 天更换为对侧，或两侧同时贴敷，每贴 3 天后停贴 1 天，再做第二次贴敷。按耳郭不同部位的形态和大小，分别制作相应大小的磁块，约厚 3 毫米，充磁后表面磁感应强度为 500×10^{-4} 特，将磁块放置于耳郭的相应部位，用胶布固定即可。坚持使用，会有一定效果。

7. 微生态疗法能治疗便秘吗

肠道微生态是指肠道内的微生物与人体之间相互作用，共同构成一个生态系统。通常将肠道菌群大致分为有益菌、有害菌和中间菌，肠道菌群的种类和比例如果发生改变，会相应地导致肠道微生态发生改变。肠道微生态在维持人体肠道内环境的稳定、构成肠道微生物屏障、参与机体的代谢和免疫调节等方面发挥着重要作用。肠道微生态紊乱会导致腹泻或便秘两个明显的症状，因而我们可以通过调整肠道微生态的方法治疗便秘。

肠道微生态疗法主要包括口服益生菌或益生元及菌群移植。益生菌的选择要注意以下几点：①剂型为粉剂。②活菌数量大于 100 亿个。③有菌株号和源头厂家。④经临床验证的有针对性的益生菌制品。⑤不带"固体饮料"字样。⑥选择即食型益生菌，不要选择即食型乳酸菌和发酵型益生菌。益生元实际上属于膳食纤维，包括菊粉、水苏糖等。益生元的配方不同，所起到的作用也不同，最好在专业医生的指导下选择合适的益生元，以达到最佳的效果。菌群移植是一种治疗便秘的新方法，其机制主要包括恢复微生态平衡、提高菌群多样性、改善肠道免疫功能及调节脑－肠轴等方面。建议患者选择具备相关技术标准的正规三甲医院，以确保安全性和有效性。在生活中，个人的饮食、饮水、睡眠、运动、心理、生活环境及药物因素等都会对机体的微环境产生相应影响，所以在生活中要保持良好的生活习惯，保护好肠道微生态，以预防便秘发生。

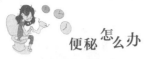

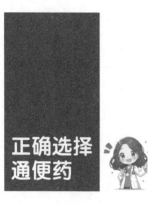

正确选择通便药

很多便秘患者饱尝便秘的痛苦，却又不愿去就医，而是在家自行服用通便药，以解一时之痛。那么，通便药真的好吗？通便药有哪几种？长期服用对人体有没有伤害？下面就这些问题进行解释。

首先应该指出的是，便秘时使用通便药，这是多数患者最常采取的治疗方法，而无论是哪种类型的药物，均为泻药，对便秘的治疗只能是解燃眉之急。选择药物应以少毒、少副作用及药物依赖性小为原则。常用的泻药分为五类：一是容积性泻药；二是刺激性泻药；三是渗透性泻药；四是促胃肠动力药；五是润滑性泻药。不同的泻药会有不同的疗效。

1. 什么是容积性泻药

容积性泻药：代表药物是麦麸、果蔬纤维等纯纤维制剂，其作用部位为胃、小肠、大肠。这类药物含亲水胶质及不消化的植物纤维，在肠内仅很少的部分被吸收，未消化的部分是亲水性的，其吸收水分后膨胀形成胶状，使大肠内容物体积增大、变软，且富含水分。肠腔容积增大后刺激肠壁，反射性增加肠蠕动，缩短大肠运转时间，排出软的胶状便。使用该类药物的优点是安全、温和，适用于慢性便秘。但也有一定缺点，如作用缓慢、疗效不确切、所需剂量大、易导致胀气、影响营养物质的吸收等。

2. 常用的容积性泻药有哪些

（1）恺司尔（欧车前亲水胶散剂）：

功能主治：功能性便秘、肠易激综合征、疼痛性憩室病、高胆固醇血症、非特异性腹泻、糖尿病及肛肠手术后的辅助治疗。

用法用量：成人每次1包，每天1~3次。6~12岁儿童为成人的一半，6岁以下儿童请遵医嘱。将恺司尔倒入杯中，加入200毫升凉水或温水，搅拌均匀，尽快喝下，如混合液太稠，补加适量水搅匀后服。

不良反应：偶有轻微的腹胀、恶心，从小剂量开始可避免，坚持服用可消失。

禁忌：本品禁用于原因不明的腹痛、炎症性肠道病变、肠梗阻、胃肠出血及粪便嵌塞者及对本品过敏者。

（2）磷酸钠盐灌肠液：

功能主治：解除偶然性便秘；直肠检查前灌肠清洁肠道。

用法用量：成人及12岁以上儿童每天1瓶，一次性使用；2岁以下儿童禁用；2~11岁儿童应使用儿童用辉力开塞露。

不良反应：本品在成人及2岁以上儿童身上单剂量（正常剂量）使用是非常安全的，没有不良反应。如果过量使用，可能会导致低钙血症、高磷酸盐血症、高钠血症、脱水及酸中毒。

禁忌：本品禁用于先天性巨结肠患者、肠梗阻患者、肛门闭锁患者、充血性心力衰竭患者。肾功能损伤者、有过电解质紊乱者、结肠造口术者或者正服用可能影响电解质水平的药物（例如利尿药）者慎用本品。

（3）葡甘聚糖胶囊：

功能主治：用于习惯性便秘，老年性便秘，也可用于防治高脂血症，糖尿病。

用法用量：口服，成人一次2~4粒，每天3次。儿童一次1~2粒，每天3次。首次剂量可加倍；见效后，维持剂量每天3~6粒，可一次顿服；均空腹服用，并以温水150毫升送服。糖尿病、高脂血症一次3~4粒，每天3次，空腹服用。

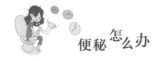

不良反应：部分患者有口渴感，可多饮水；大多数患者都有轻微腹胀，可继续服药，排便后自行消失。

禁忌：对本品过敏者禁用。

（4）畅乐（无水硫酸钠肠溶胶囊）：

功能主治：①由于日常生活改变而继发的便秘。②饮食不当或饮食成分改变引起的便秘（如食物中缺少维生素）。③肛门疾患所致的继发性便秘（如痔、肛裂、肛瘘）。④强制性卧床所致的继发性便秘。⑤因服用某些药物所致的便秘。

用法用量：口服，一次5粒，每天1~3次，第一次服药后在6~12小时内排出大便，不再用药，如果服药后第12小时未排出大便，追服5粒，追服后第6小时仍未排便，可再追服5粒。

不良反应：本品尚未见不良反应。

禁忌：孕妇禁用；因严重器质性病变肠梗阻引起的近期排便困难者禁用。

（5）非比麸（小麦纤维素颗粒）：

功能主治：便秘；作为肠易激综合征、憩室病、肛裂和痔疮等伴发便秘的辅助治疗，也可用于手术后软化大便。

用法用量：成人一次3.5克（一次1包），每天2~3次；至少1周，之后逐渐减量至每天2次或1次；每天清晨都要服药。6个月以上儿童一次1.75克（一次半包），每天1~2次；至少1周，之后逐渐减量至每天1次；每天清晨都应服药。非比麸可加入食物或饮料中服用，如汤、粥、牛奶、果汁等。每次用200毫升左右的液体一起服用可达最佳效果。

不良反应：少数患者服用非比麸后可能出现腹胀和肠鸣，但很快减轻，并在1~2周内消失。

禁忌：肠梗阻患者禁止使用本品。

（6）开仕（羧甲纤维素钠颗粒）：

功能主治：用于轻、中度便秘的治疗。

用法用量：口服，成人一次2克，每天3次，以温开水1杯（约240毫升）冲服。

不良反应：剂量过大可能引起腹部不适，胃肠胀气，厌食，恶心，呕

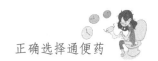

吐及腹泻。

禁忌：对本品过敏者禁用。

3. 什么是刺激性泻药

刺激性泻药的代表药物：①蒽醌类，如番泻叶、大黄、芦荟、决明子。②酚酞（果导）。其作用部位以大肠为主，部分作用于小肠。使用该类药物的优点是起效快，适用于急性便秘；缺点是药力猛，副作用大，某些毒性成分在小肠吸收，易产生全身不良反应，长期使用可以降低肠壁敏感性，造成肠壁神经元的损害，引起肠肌神经丛变性，导致继发性便秘。

4. 常用的刺激性泻药有哪些

（1）酚酞含片：

功能主治：用于习惯性顽固性便秘，也可在结肠、直肠内镜检查或灌肠检查前用作肠道清洁剂。

用法用量：口服，成人一次 50~200 毫克（一次半片至 2 片），2~5 岁儿童一次 15~20 毫克，6 岁以上儿童一次 25~50 毫克。用量根据患者情况而增减，睡前服。

不良反应：由酚酞引起的过敏反应临床上罕见，偶能引起皮炎、药疹、瘙痒、灼痛及肠炎、出血倾向等。

禁忌：阑尾炎、直肠出血未明确诊断者禁用。充血性心力衰竭、高血压患者，以及粪便嵌塞、肠梗阻者禁用。

（2）蓖麻油：

功能主治：润肠通便。用于肠燥便秘。

用法用量：口服，一次 10~20 毫升。

不良反应：尚不明确。

禁忌：尚不明确。

（3）大黄叶绿素铜钠胶囊：

功能主治：通便、除臭，并为中老年保健用药。

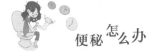

用法用量：口服，一次2粒，每天2次。

不良反应：尚不明确。

禁忌：对本品过敏、机械性完全性肠梗阻者及过敏性荨麻疹患者禁用。

（4）康胃素胶囊：

功能主治：本品为胃肠功能调整剂，能促进消化腺体的分泌和消化器官的运动，可缓解消化功能失调而引起的腹胀、恶心、嗳气和便秘等。

用法用量：口服，一次1~2粒，每天3次。饭前服用，根据年龄、病情可酌情加减或遵医嘱。

不良反应：尚不明确。

禁忌：患有严重胃酸过多症或胰腺炎的患者慎用。勿与碱性药物同时服用。

（5）口服山梨醇：

功能主治：①消化不良、腹胀、食欲减退、便秘，对顽固性腹胀及老年习惯性便秘疗效尤佳。②替代脂肪餐做胆道造影。③消除肺癌、肝癌晚期腹胀症状。④非黄疸性肝炎的治疗，可使谷丙转氨酶下降，增进食欲，改善机体状况。

用法用量：①治疗消化不良、腹胀、食欲减退，一次2~4克，每天3次。②治疗便秘，一次6~10克或遵医嘱，睡前服。③替代脂肪餐做胆道造影，每次10克。

不良反应：本品副作用极小，可长期服用。

禁忌：颅内活动性出血及颅内血肿者禁用。

（6）槟榔四消片：

功能主治：清理肠胃，化滞消食，利水消胀。用于停食停水，气滞痰凝，消化不良，倒饱嘈杂，呕恶吞酸，大便秘结。

用法用量：口服，一次4片，每天2次。

不良反应：尚不明确。

禁忌：孕妇及脾虚便溏者忌服。

（7）大黄通便颗粒：

功能主治：清热通便。用于实热食滞，便秘及湿热型食欲减退。

用法用量：开水冲服。一次5克，一日2~3次。

不良反应：尚不明确。

禁忌：孕妇及糖尿病患者禁服。

（8）九制大黄丸：

功能主治：通便润燥，消食化滞。用于胃肠积滞，湿热下痢，口渴不休，停食停水，胸热心烦，大便燥结，小便赤黄。

用法用量：口服，一次6克，每天1次。

不良反应：尚不明确。

禁忌：孕妇忌服。

（9）车前番泻颗粒：

功能主治：用于急慢性便秘。特别是调节长期卧床患者及产后患者的肠功能，同时可以减轻痔疮患者排便时的痛苦。

用法用量：口服。用足够量的水送服，不得咀嚼。12岁以上儿童及成人一次5克，每天1次。晚饭后服用，如有必要，可在早餐前重复1次。10~12岁儿童一次5克，每天1次。

不良反应：①可见咽下困难、异物感、呕吐等，多数是因为患者未用大量水吞服。②治疗初期可有胃肠胀气和膨胀感，继续治疗会自行消失。③可能使尿液颜色改变，不影响继续用药。④长期服用，可出现蛋白尿或血尿；肠黏膜出现色素沉着，停药后消失。⑤罕见胃肠道痉挛及过敏反应。

禁忌：食管狭窄、肠梗阻、炎症性结肠病患者禁用。胰岛素调节困难的糖尿病患者禁用。水和电解质丢失严重的脱水者及10岁以下儿童禁用。

5. 什么是渗透性泻药

渗透性泻药：代表药物是聚乙二醇4000散、乳果糖口服溶液、硫酸镁（灌肠液、口服液、注射液）和甘露醇（灌肠液）。这类药物可改变肠腔渗透性，将水分保持在肠腔中，增加肠道中的液体量，从而使粪便软化。由于这类药物会产生峻泻的效果，可能造成体内电解质紊乱，并且长期服用可产生耐药性，因此只能偶尔使用，不能过分依赖。

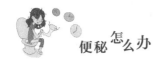

6.常用的渗透性泻药有哪些

（1）乳果糖口服溶液：

功能主治：慢性功能性便秘。

用法用量：口服，成人一次 10 毫升，每天 3 次。

不良反应：治疗初始几天可能会有腹胀，通常继续治疗即可消失。当剂量高于推荐治疗剂量时，可能会出现腹痛和腹泻，此时应减少使用剂量。如果长期大剂量服用，患者可能会因腹泻出现电解质紊乱。

禁忌：对本品过敏者，阑尾炎、胃肠道梗阻、不明原因腹痛、尿毒症及糖尿病酸中毒患者禁用。

（2）聚乙二醇 4000 散（福松）：

功能主治：成人便秘的症状治疗。

用法用量：口服，将袋内散剂溶于一大杯水中服用。每天 1~2 袋。

不良反应：本品用量过大时，可能出现腹泻，或引起轻度不适，停药后 24~48 小时可缓解，但可以减少剂量继续治疗。服药期间还可能出现腹部疼痛的症状。

禁忌：有某些小肠或结肠疾病如肠梗阻、肠穿孔、消化道出血、中毒性肠炎、中毒性巨结肠或肠扭转的患者禁用。腹痛患者禁用。

7.什么是促胃肠动力药

促胃肠动力药的代表药物为西沙必利、莫沙必利。其作用部位为胃、小肠、大肠。使用该类药物的优点是定量准确、疗效确切，适用于慢性便秘。缺点是不良反应多，会引起心脏毒性作用。

8.常用的促胃肠动力药有哪些

（1）西沙必利片：

功能主治：可增加胃肠动力，用于 X 线、内窥镜检查为阴性的上消化道不适，症状为早饱、餐后饱胀、食量减少、胃胀、嗳气过多、食欲缺乏、恶心、呕吐或类似溃疡的主诉（上腹部灼痛）。另可用于轻度反流性食管炎的治疗。

用法用量：成人根据病情的程度，每天总量15~40毫克，分2~4次给药。体重为25~50千克的儿童每次最大剂量为5毫克，每天4次，可口服片剂或混悬液。体重为25千克以下者按体重给药，每次0.2毫克/千克，每天3~4次，最好选用混悬液。建议避免与西柚汁一起服用。肾功能不全者，建议减半日用量。

不良反应：可能发生瞬时性腹部疼挛、腹鸣或腹泻，可减半剂量。曾有过敏、轻度短暂的头痛或头晕的报道。偶见可逆性肝功能异常，并可能有胆汁淤积。个别报道其影响中枢神经系统，如出现惊厥性癫痫、锥体外系反应等。

禁忌：胃肠出血、阻塞或穿孔者，以及对本品过敏者禁用。

（2）枸橼酸莫沙必利：

功能主治：用于改善因胃肠动力减弱（如功能性消化不良、慢性胃炎）引起的消化道症状，包括烧心、嗳气、恶心、呕吐、早饱、上腹胀等；也可用于胃食管反流性疾病、糖尿病性胃轻瘫及部分胃切除患者的胃功能障碍。

用法用量：口服。成人通常用量为一次5毫克，每天3次。

不良反应：主要表现为腹泻、腹痛、口干、皮疹及倦怠、头晕等。偶见嗜酸性粒细胞增多、甘油三酯升高及谷草转氨酶、谷丙转氨酶、碱性磷酸酶、γ-谷氨酰基转移酶升高。

禁忌：对本品过敏者禁用。孕妇及哺乳期妇女慎用。

（3）比沙可啶栓：

功能主治：用于便秘的治疗、腹部X线检查或内窥镜检查前清洁肠道，以及手术前后清洁肠道。

用法用量：塞入肛门。成人，一次1枚（10毫克），每天1次。

不良反应：直肠给药有时有刺激性，可引起直肠炎或过度腹泻。

禁忌：对本品过敏者、急腹症患者、炎症性肠病患者及孕妇禁用。

（4）六味安消散：

功能主治：和胃健脾，消积导滞，活血止痛。用于脾胃不和、积滞内

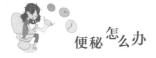

停所致的胃痛胀满、消化不良、便秘、痛经。

用法用量：口服。一次 1.5~3 克，每天 2~3 次。

不良反应：尚不明确。

禁忌：尚不明确。

（5）润肠宁神膏：

功能主治：滋阴，润肠，安神。用于阴血亏虚证引起的便秘兼见失眠等症。

用法用量：口服。一次 25 克（1 量杯），每天 3 次。1 周为 1 个疗程，或遵医嘱。

不良反应：偶见用药后轻度腹泻，多可自行缓解。

禁忌：尚不明确。

（6）润畅胶囊：

功能主治：滋阴润肠，导滞通便。用于阴津不足或兼有气滞的便秘患者。

用法用量：口服。一次 2~3 粒，每天 2 次。

不良反应：尚不明确。

禁忌：肠道器质性病变及梗阻性病变者禁用。妊娠及哺乳期妇女慎用。

（7）胆汁槟榔维 B_1 胶囊：

功能主治：用于各种便秘以及由于腹腔炎症、肠粘连、肝胆疾病等的胃肠功能紊乱而引起的腹痛、食欲减退等。

用法用量：口服。一次 2~4 粒，每天 3 次，温开水送服。

不良反应：偶见服用后腹部轻度疼痛症状。

禁忌：对本品过敏者禁用。

9. 什么是润滑性泻药

润滑性泻药的代表药物为甘油、石蜡油、蜂蜜。其作用部位为胃、小肠、大肠。这类药是通过润滑肠壁并软化粪便而发挥作用的。使用该类药物的优点是安全、温和，对顽固性便秘、粪便干结、排出无力的老年体弱者最为适宜。缺点是作用缓慢、疗效不确切、影响营养物质的吸收。长期服用可造成脂溶性维生素 A、维生素 D、维生素 E、维生素 K 的吸收减少。

10. 常用的润滑性泻药有哪些

（1）甘油灌肠剂：

功能主治：用于清洁灌肠或便秘。

用法用量：肛门注入。清洁灌肠一次 110 毫升，重复 2~3 次。便秘一次 60 毫升，小儿用量酌减。取下帽盖，让少量药液流出滋润管口，插入肛门内（儿童插入 3~7 厘米，成人插入 6~10 厘米）。用手挤压灌肠容器，将药液慢慢注入直肠内，注完后，将注入管缓缓拔出，然后用棉球按住肛门，通常 5~15 分钟可以排便。

不良反应：尚不明确。

禁忌：呕吐、剧烈腹痛、肠道穿孔的患者，以及痔疮伴有出血患者禁用。

（2）麻仁润肠丸：

功能主治：润肠通便。用于肠胃积热，胸腹胀满，大便秘结。

用法用量：口服。一次 1~2 丸，每天 2 次。

不良反应：尚不明确。

禁忌：孕妇忌服。

（3）导便栓：

功能主治：润肠通便。用于肠燥便秘。

用法用量：直肠给药，便秘时使用，一次 1 粒，或遵医嘱。塞入肛门内约 3 厘米深处为宜。

不良反应：尚不明确。

禁忌：尚不明确。

（4）复方芦荟胶囊：

功能主治：清肝泻热，润肠通便，宁心安神。用于心肝火盛，大便秘结，腹胀腹痛，烦躁失眠。

用法用量：口服，一次 1~2 粒，每天 1~2 次。

不良反应：尚不明确。

禁忌：孕妇忌服。

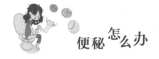

（5）便秘通：

功能主治：健脾益气，润肠通便。用于虚性便秘，尤其是脾虚及脾肾两虚型便秘患者。症见：大便秘结，面色无华，腹胀，神疲气短，头晕耳鸣，腰膝酸软。

用法用量：口服。每次20毫升，每天早、晚各1次。

不良反应：个别患者服用后有口干现象。

禁忌：尚不明确。

（6）便乃通茶：

功能主治：润燥通便。用于老年津亏肠燥所致的便秘。

用法用量：开水泡服，一次1袋，每天1~2次。

不良反应：尚不明确。

禁忌：肠易激综合征、肠梗阻、肠套叠、严重精神病患者及孕妇禁用。

（7）苁蓉通便口服液：

功能主治：润肠通便。用于老年人便秘，产后便秘。

用法用量：口服，一次1~2支（10~20毫升），每天1次，睡前或清晨服用。

不良反应：尚不明确。

禁忌：尚不明确。

（8）肠舒通栓：

功能主治：肠道清洁剂。可用于肠镜检查、X线腹部摄片或造影检查前肠道清洁准备。也可用于纤维结肠镜检查前和外科、妇科等手术前的肠道清洁准备。

用法用量：肛门用药。除去塑料或铝箔包装后，塞入肛门3厘米处，保留20分钟以上，一次1粒，检查前一天晚上和翌晨各用药1次，或遵医嘱。

不良反应：尚不明确。

禁忌：肠套叠、肠扭转、直肠癌患者及孕妇禁用。

（9）常通舒颗粒：

功能主治：滋阴养血，润肠通便。用于习惯性便秘、老年人便秘及产后便秘。

用法用量：开水冲服，一次20克，每天2~3次。

不良反应：尚不明确。

禁忌：孕妇及舌苔厚腻的患者不宜服用。

（10）地榆槐角丸：

功能主治：疏风凉血，泻热润燥。用于脏腑实热、大肠火盛所致的痔疮、湿热便秘、肛门肿痛。

用法用量：口服。一次 1 丸，每天 2 次。

不良反应：尚不明确。

禁忌：孕妇忌服。

（11）麻仁丸：

功能主治：润肠通便。用于肠热津亏所致的便秘，症见大便干结难下、腹部胀满不舒，以及习惯性便秘见上述证候者。

用法用量：口服。水蜜丸一次 6 克，小蜜丸一次 9 克，大蜜丸一次 1 丸，每天 1~2 次。

不良反应：尚不明确。

禁忌：孕妇忌服。老年人、体虚及血亏津枯者不宜服用。

（12）更衣胶囊：

功能主治：润肠通便。用于病后津液不足，肝火内炽，便秘腹胀。

用法用量：口服，一次 3~6 粒，每天 1~2 次，饭前服用。

不良反应：尚不明确。

禁忌：孕妇忌服。

（13）黄精养阴糖浆：

功能主治：润肺益胃，养阴生津。用于肺胃阴虚引起的咽干咳嗽，纳差便秘，神疲乏力。

用法用量：口服，一次 20 毫升，每天 3 次。

不良反应：尚不明确。

禁忌：尚不明确。

（14）富马酸亚铁多库酯钠胶囊：

功能主治：用于各种原因引起的慢性失血、营养不良，妊娠期及儿童发育期等的缺铁性贫血，尤适用于因服铁剂而产生便秘者。

用法用量：口服。一次 1~2 粒，每天 1 次，饭后服用。

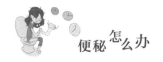

便秘怎么办

不良反应：①可见胃肠道不良反应，如恶心、上腹疼痛。②本品可致排黑便，但不影响用药。

禁忌：对本品过敏者禁用。肝肾功能严重损害者禁用。消化性溃疡患者禁用。铁负荷过高、血色病或含铁血黄素沉着者禁用。对铁过敏者或非缺铁性贫血患者禁用。

11. 长期用泻药要注意些什么

长期用泻药难免对身体产生副作用。滥用泻药可能会有如下几项危害：一是产生习惯性、依赖性；二是产生耐药性，造成胃肠功能紊乱；三是造成低钾，影响心、肾功能。缓泻药与润肠药主要是针对暂时的便秘，目的是解决几天的问题或一次性的问题。如果是慢性便秘，天天都要通过服药来排便的做法则不可取。因为任何服药都是把药物吸收到全身，进而影响全身的生理功能。用泻药的目的只是使直肠排便，而仅为了排便，却影响全身，则是完全不必要的。

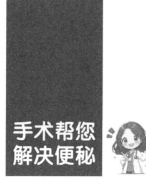

手术帮您
解决便秘

大多数便秘患者经过饮食、药物、运动等综合治疗后，便秘症状均可得到改善或消失。只有少数患者，在严格符合手术适应证的情况下，才进行外科手术。便秘患者须到医院查明便秘的原因，根据便秘的类型、自身的具体情况、医生的建议而选择不同的手术治疗方案。

1. 手术前要注意什么

便秘患者手术前要注意以下几点：一是不要吃辛辣刺激性食物；二是不要吸烟喝酒；三是要注意适当休息，保持充足的睡眠，预防感冒，调整好精神状态，保持良好的身体状态；四是女性患者要避开生理期再手术。

除入院常规准备外，以下几样东西需要提前准备：几条宽松的内裤、坐浴盆以及清洗肛门用的柔软的毛巾或纱布。如果有其他特殊需要，医生和护士会提前告知的。

2. 手术前如何饮食

手术前的饮食安排关乎手术能否顺利进行以及术后的恢复情况。一般对于术前不需禁食的患者而言，手术前 3 天应尽量保持正常的生活与饮食习惯，但要注意，饮食应以清淡、易于消化为主，像米粥、软面条、蒸蛋这类食物就是不错的选择，尽量避免食用过于油腻或刺激性的食物。而对于那些需要禁食的患者，则一定要严格按照医生的指导来控制饮食，不可

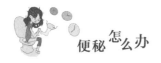

随意进食，以确保为手术营造良好的身体条件。

3.手术前肠道如何清洁

手术前护士会用清洁灌肠的方法清洁肠道，有的医院如果有水疗设备，也会使用大肠水疗机清洁肠道。如果手术当天早上患者能够自行排便，且能够排空肠道内的粪便，有的手术术式可能就不用清洁肠道了。

4.手术前术区要准备什么

由医师或护士帮助剃净肛门周围的体毛，用肥皂水洗净肛门部位。医生会安排做好术前检查和其他有关检查，以排除手术禁忌证。同时医生会积极治疗有可能影响手术正常进行和术后恢复的原发疾病，如严重贫血、血小板减少、高血压、糖尿病等。

5.手术前如何用药

肛门直肠疾病手术前一般不需要使用抗生素等药物，但有些手术需从手术前3天开始适当使用抗生素。有高血压等疾病的患者需照常服用治疗本病的药物，患有感染性疾病时需照常使用必要的抗生素。

6.手术前检查有哪些

（1）实验室检查：①血常规。②尿常规。③大便常规。④肝功能。⑤血糖。⑥肾功能。⑦术前四项。⑧胸部正侧位片。⑨心电图。⑩血凝试验。

（2）器械检查：①大肠慢传输试验。②排粪造影。③肛管直肠测压。④肛门镜、纤维乙状结肠镜或电子结肠镜。根据每个患者的不同情况，临床医生会选用不同的检查，患者需要早晨空腹检查。

7. 手术后如何饮食

手术后如何合理安排饮食至关重要。一般来说，在手术后的头 3 天内，身体较为虚弱，胃肠功能也处于逐步恢复阶段，宜进食半流食，如稀粥、烂面条等易于消化的食物，以减轻胃肠负担，促进伤口初步恢复。3 天后，随着身体状况的逐渐好转，可以开始恢复正常饮食，此时应多吃新鲜蔬菜，如菠菜、芹菜等，以增加饮食中膳食纤维的摄取量，这样有助于扩充粪便体积，促进肠蠕动，保持大便软而成形，利于顺畅排便。如遇排便不畅的情况，必要时可以遵医嘱服用一些润肠通便的药物。此外，务必避免食用辛辣刺激性食品，以免刺激手术创面，延缓伤口愈合进程。

8. 术后疼痛怎么办

术后疼痛是很多患者都会面临的问题，对此，有多种应对策略。一般的轻度疼痛，可以通过注意转移法来缓解，比如与患者聊聊天，讲讲生活中的趣事或令人高兴的见闻，通过分散患者的注意力，让其在轻松愉悦的氛围中减轻对疼痛的感知。此外，还可以尝试使用适当温度的热水袋进行热敷，温热的感觉能舒缓肌肉的紧张，起到一定的止痛效果，但务必注意，热水袋的温度不宜过高，以防烫伤皮肤。

要是疼痛程度比较严重，到了难以忍受的地步，就需要及时向值班医生寻求帮助。医生通常会根据患者的疼痛程度和身体状况采取合适的止痛措施，常见的有口服止痛药、注射止痛药、局部外敷止痛软膏或使用肛入止痛栓剂等。合理使用止痛药可帮助患者减轻痛苦，让身体能更好地恢复。

9. 术后生活起居要注意什么

便秘患者手术后除了要注意不食辛辣刺激性食物，不吸烟喝酒，适当休息，保持充足的睡眠，预防感冒，保持良好的身体状态以外，还要大量饮水，尤其在食用高膳食纤维食品时，每天至少要喝 8 杯水。特别是晨起

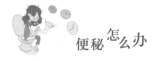

喝一杯温开水，对保持肠道清洁通畅、软化粪便大有益处。还要注意肛门部位的清洁和伤口的保护。

出院时，患者手术创面刚愈合，或者还未愈合，容易受伤，因此应注意保护。创面刚愈合者要外涂一些油膏，如痔疮膏，以保护创面，继续进行坐浴清洗，创面未愈合者要继续换药。另外，大便时不宜用太硬的手纸，加强肛门功能锻炼，并按时随诊。

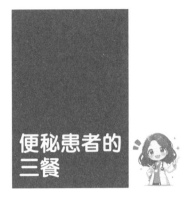

便秘患者的三餐

饮食对于便秘患者来说是首先要注意的事情。改变饮食习惯，在一定程度上可以改善便秘，甚至不再发生便秘。下面我们就来探讨一下便秘患者舌尖上的秘密。

1. 便秘患者如何选择主食

主食尽量选用糙米、小米、玉米、燕麦片，以及全麦或裸麦面包。若食用大米，可添加麸皮或豆类一起食用。可适当增加莲藕、牛蒡、慈姑、甘薯、荸荠、芋头、马铃薯（连皮一起食用）等。精制的谷物、面包、面条等，则需要限制食用。

2. 便秘患者如何选择蔬菜

便秘患者每天至少摄入 3 种蔬菜，其中 1 种必须是含丰富维生素 A 的深绿色或深黄色蔬菜。尽量选用含粗纤维多的蔬菜，例如：丝瓜、豇豆、芹菜、四季豆、苦瓜、甘薯叶、毛豆、青椒、南瓜、芥蓝等。宜煮食或炒食，少喝过滤的蔬菜汁。

3. 便秘患者如何选择水果

便秘患者每天至少摄入 4 种水果，其中 1 种必须是含丰富维生素 C 的

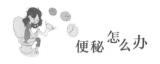
水果，如橘子、柳橙、番石榴等。选用粗纤维含量丰富的水果，例如：梨、橘子、苹果、桃、杨梅、菠萝等。尽量少选用过滤的果汁，以及煮过的水果罐头。

4. 便秘伴有糖尿病的患者吃点什么好

便秘同时伴有糖尿病的患者，要增加膳食纤维的摄入。每天吃1顿粗粮，多吃蔬菜、海藻类食品。维生素 B_1 能保护胃肠神经和促进肠蠕动，多吃些富含维生素 B_1 的食物，如粗粮、麦麸、豆类、瘦肉等。适当食用萝卜、豆类等产气食物，刺激肠道蠕动，利于排便。推荐芹菜粥，具体做法：芹菜洗净后连叶切，与大米或玉米面煮粥。

5. 血脂高的便秘患者吃点什么好

总的原则是选择低胆固醇食物，同时增加摄入有降脂作用的食物，在有降脂作用的食物中宜选择有通便作用的。多吃坚果类，如杏仁、花生等，这类食物含胆固醇低，同时有润肠通便的作用。多吃水果，如苹果、葡萄等，可增加膳食纤维的摄入量，使大便易成形。多吃海鱼，海鱼含有不饱和脂肪酸，能使胆固醇氧化，从而降低血浆胆固醇。控制脂肪的摄入量，烹调时宜选用植物油。血脂高的患者同样适宜吃芹菜粥。

6. 便秘伴有心肌梗死的患者吃点什么好

便秘伴有心肌梗死的患者饮食原则上以低热量、低盐、低胆固醇为宜。可以多食用蔬菜、水果，如菠菜、芹菜、豆芽、胡萝卜、香蕉、山楂、梨、苹果等。菠菜粥和芹菜粥富含膳食纤维，能刺激肠蠕动而通便。便秘较重者，可以使用润肠通便的药物。

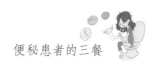

7. 便秘伴有高血压的患者吃点什么好

便秘伴有高血压的患者饮食同血脂高的便秘患者，同时适宜食用决明子粥，具体做法：炒决明子、白菊花各 15 克，大米 60 克，冰糖适量。将炒决明子和白菊花同煎煮，去渣取汁，加入大米煮成粥，加入适量冰糖即可服用。此粥具有清热泻肝、明目通便的作用，尤适用于便秘伴有高血压的患者。

8. 便秘伴有胃下垂的患者吃点什么好

胃下垂患者消化功能较弱，建议少食多餐，并且每餐控制在七八分饱即可，以减轻胃部的负担。便秘患者应适当增加维生素的摄入，蔬菜、水果富含维生素，蔬菜最好煮得软一点再吃。蔬菜和水果皮的膳食纤维比较多，建议不要吃太多，否则不容易消化。

推荐人参麦冬粥，具体做法：人参 6 克（或党参 15 克或太子参 10 克），麦冬 15 克，粳米 50 克。先煎人参、麦冬 30~40 分钟，去渣取汁，再用药汁煮粳米成粥。晨起适量食用。能补中益气、滋阴养胃、润燥通便。尤适用于便秘伴有胃下垂的患者。

推荐黄芪松子仁粥，具体做法：黄芪 30 克，松子仁 15 克，粳米 50 克。先将黄芪煎 30~40 分钟，去渣取汁，再用药汁煮粳米和松子仁成粥。晨起适量食用。能补中益气、润肠通便。适用于便秘伴有胃下垂的患者。

9. 气虚便秘患者吃点什么好

气虚的表现有疲倦无力、精神不好、不想说话、气短、出汗较多等。气虚便秘是气虚伴有便秘症状。这类患者宜食味甘性平或性温、具有补气作用的食物和营养丰富、容易消化的食物，再在这些食物中选择具有通便作用的。比如，经常性的周身乏力、腰酸，是肾气虚的表现，可常食栗子、海参等。忌食破气、耗气食物，如萝卜等。忌食生冷寒凉食物，如冷饮等。

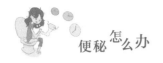

忌食油腻、辛辣食物，如麻辣香锅等。

推荐芝麻黄芪蜂蜜糊，具体做法：黑芝麻 60 克，黄芪 20 克，蜂蜜适量。将黑芝麻磨成糊状，煮熟后调入蜂蜜，用黄芪煎水冲服。

推荐牛奶粳米粥，具体做法：牛奶 250 克，粳米 100 克，白糖适量。将粳米按常法煮粥，粥成后加入牛奶及白糖调匀，空腹服食。

10. 血虚便秘患者吃点什么好

血虚是由机体失血过多或生血不足所致，常有心悸失眠、面色苍白或萎黄、肢体麻木、爪甲色淡、视力减退、健忘多梦、舌淡苔白、脉细等症状。血虚便秘是指血虚伴有便秘的症状。祖国传统医学认为，血虚证多见于肝、心疾患。因此，补血养肝和补血养心应为血虚患者的主要滋补方法。但是，气虚可导致生血不足，所以在补血的同时应予补气，方可奏效。在这些食物中选择具有通便作用的，还应忌食油腻厚味之品。常用的补血类食物有动物肝脏、动物血、红肉（包括牛肉、羊肉、猪肉等）、菠菜、油菜、大枣、桂圆、樱桃、桑椹、甘蔗、黄豆等。

补血类食物常与补血、补气、补心类药物配成药膳，以增补血效力。这些药物主要有熟地黄、当归、阿胶、何首乌、白芍、枸杞子、鸡血藤、柏子仁、甘草、五味子、黄芪、人参、党参等。

推荐何首乌粥，具体做法：大枣 3~5 枚，何首乌 30~60 克，粳米 100 克，红糖适量。先将何首乌放入砂锅内煎煮后去渣取汁，再将粳米、大枣同入砂锅内煮粥，将熟时，放入红糖调味，再煮 1~2 分钟即可。每天 1~2 次。主治血虚便秘者。

推荐桑椹粥，具体做法：桑椹 50 克，大米 100 克，红糖适量。把桑椹和大米洗净后放入砂锅内煮粥，粥熟时加入红糖。每天早、晚服用。尤其适用于产后血虚便秘者。

11. 阴虚便秘患者吃点什么好

阴虚之体的主要表现为形体消瘦，两颧潮红，口干咽痛，大便干燥，小便短赤或黄，五心（双手心、双脚心与心胸）烦热，盗汗，腰酸背痛，舌红少津，苔薄或光剥，脉细数等。阴虚便秘是指阴虚伴有便秘的症状。这类患者宜食具有补阴作用的食物，并在这些食物中选择具有通便作用的。补阴类食物有燕窝、百合、黑鱼、海蜇、莲藕、金针菇、枸杞子、荸荠、生梨等。

推荐百合蜂蜜饮，具体做法：百合 50 克，蜂蜜、白糖各适量。百合加水煮至熟透，入蜂蜜、白糖调匀后服食。适用于便结如羊粪，手足心热，咽干口燥者。

推荐黑芝麻桃松糊，具体做法：黑芝麻、核桃仁、松子仁各 20 克，蜂蜜适量。将前三种食物共捣烂后加蜂蜜调匀，温水送服。

12. 阳虚便秘患者吃点什么好

阳虚的表现有怕冷、口淡不渴、喜热饮、四肢不易温暖、小便清长等。阳虚便秘是指阳虚伴有便秘的症状。饮食调养上宜多食有壮阳作用的食物，如羊肉、牛肉、鸽子肉等，根据"春夏养阳"的法则，夏日三伏，每伏可食羊肉附子汤 1 次，配合天地阳旺之时，以壮人体之阳。有的人吃肉易便秘，可以在做的时候多加些食用油。

推荐苁蓉羊肉粥，具体做法：肉苁蓉 15 克，羊肉 60 克，大米 100 克。先煮肉苁蓉及羊肉，去渣取汁，入米煮粥，调味后服食。

推荐鸽子肉炖大枣，具体做法：鸽子肉 250 克，大枣 250 克，料酒 1 匙，精盐少许。大枣切块备用。鸽子肉洗净切成小块，入锅中，加入料酒、适量清水、精盐，文火煮沸，去浮沫，炖约 1 小时后加入大枣，炖至枣烂为度。

13. 热秘患者吃点什么好

热秘患者多表现为大便干结，小便短赤，面红心烦或口干、口臭，腹满胀痛，舌质红，苔黄或燥，脉滑实等。这类患者应忌食辛辣厚味，因为此类食物多能"助火邪""耗真阴"，使津液亏少，大便燥结。辛辣厚味食物有辣椒、姜、羊肉、狗肉、鸡肉、酒等，热秘患者均应少吃。宜多用清

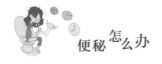

凉润滑之物，因为凉能清热，润能通肠，热清肠润则大便通畅。苹果、梨、黄瓜、苦瓜、萝卜、芹菜、莴苣等都较适宜。

推荐蜂蜜甘蔗汁：蜂蜜、甘蔗汁各1杯，搅匀，每天早、晚空腹饮用。

14.气滞便秘患者吃点什么好

气滞便秘，是气阻滞不行而导致的便秘，多表现为排便困难，欲便不得出，嗳气频作，胁腹痞闷，甚则胀痛，大便或干或不干，舌质淡，苔薄白，脉弦。这类患者应忌食收敛固涩之品，否则更使气滞不畅，加重便秘，如白果、莲子、芡实、栗子、石榴等。宜用能行气软坚润肠之物，气行则腑气通，肠润则大便畅。如橘子、香蕉、海带、竹笋等，可适当多食。

推荐《食医心鉴》中的郁李仁粥，颇有效验。具体做法：郁李仁30克，粳米100克。将郁李仁捣碎，同粳米煮粥，代早餐服食。

15.痔疮出血的便秘患者吃点什么好

除了常规治疗痔疮出血用药外，介绍一款菠菜粥，具体做法：新鲜菠菜100克，粳米100克。先把菠菜洗净后放沸水中烫半熟，再取出切碎，待粳米煮成粥后，把菠菜放入，拌匀煮沸即可，每天2次，连服数天。对痔疮出血的便秘患者有良好疗效。

16.便秘伴有肛裂的患者吃点什么好

适当多吃些高膳食纤维和高维生素的食物，如各种新鲜的水果、蔬菜等，但量不能过多，以免大便次数增多，而增加对肛门的刺激或损伤。平常可以吃些银耳羹、凉拌香油黑木耳、桑椹粥、梨粥、香蕉粥、槐花粥等。忌食辛辣刺激的食物，如辣椒、葱、姜、胡椒等。

17. 便秘伴有咳喘的患者吃点什么好

便秘伴有咳喘的患者饮食要以清淡，易于消化为原则，饮食不宜过饱、过甜、过咸和过于油腻。不宜进食具有刺激性的食物，如辣椒、大蒜、洋葱等，不宜饮用具有刺激性的饮料，如浓茶、咖啡、酒、可乐等。可常食蜂蜜，蜂蜜既润肠通便，又润肺止咳。

推荐核桃粥，具体做法：核桃仁30克，去皮捣烂备用。粳米50克。粳米加水后如常法煮粥，粥熟后把核桃仁加入，调匀，浮起粥油时即可食用。一般早、晚各服1次。核桃仁味甘性温，有壮腰补肾、敛肺定喘、润肠通便的功效。

推荐杏仁粥，具体做法：杏仁10克，粳米50克，冰糖10克，加水按常法煮成粥食用。此粥具有宣肺化痰、止咳平喘的作用。

18. 中老年便秘患者吃点什么好

人到中老年，应更加注意养生保健，并保持健康心理，可以结合自己的兴趣爱好，选择一些适宜的陶冶情操的活动，如习字作画、欣赏音乐等。同时注意饮食调节，适当增加高膳食纤维食物及具有润肠通便作用的食物，避免食用辛辣刺激性食物。药粥是不错的选择，如松子仁粥可以润肠通便，郁李仁粥可以利水润肠通便，黑芝麻核桃仁粥可以补肾润肠通便。每天早晨喝一杯蜂蜜水，亦可有效预防便秘。

19. 长期吃保健品可以帮助排便吗

有的保健品含有粗纤维，也有一些促进结肠蠕动、促进排便的功能，有选择性地吃一些保健品也可以，但是要真正地解决便秘问题，最好到专科医院，找专科医生，做一些饮食上的调整。

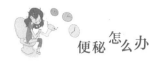

20. 儿童便秘怎么通过食物改善

儿童因为常常偏食，不愿意吃水果、蔬菜，加上没有形成定时排便的习惯，极易导致便秘。所以首先要纠正孩子的偏食习惯，家长可以费点心思，将蔬菜、水果做成各种造型的食物，以吸引孩子的眼球，使孩子更容易将水果、蔬菜吃下去。另外，蔬菜粥、水果粥也是不错的选择。

21. 膳食纤维如何帮助缓解便秘

有"人体清道夫"之称的膳食纤维是排毒养颜、治疗便秘的良药。膳食纤维有很强的吸水性，吸水后可膨胀数倍，从而增加粪便的体积。其还能软化粪便，使大便更容易通过肠道。同时加速肠道的蠕动，减少体内毒素在肠道内分解和停留的时间，使肌肤保持健康美丽，而且也减少了大肠癌的发生。膳食纤维还可为肠道内的有益菌提供营养，促进有益菌的生长和繁殖，进一步改善肠道环境，促进肠道健康。

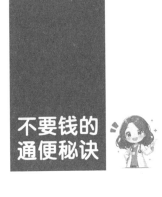

**不要钱的
通便秘诀**

肠道健康，身体的免疫力就会提高，不易生病。持之以恒的运动是有助于排便的，像游泳、慢跑、跳绳、大步走这些体育运动，坚持练习就能起到预防和缓解便秘症状的作用。那么，除了坚持运动，还有哪些不要钱的通便秘诀呢？

1. 调理饮食能促进排便吗

患者可以根据自己的情况，适当食用海藻类、干菜类、芋头类、豆类、干果类等容易吸收水分的食物，如木耳、裙带菜、干香菇、豆腐、牛蒡、魔芋等。多摄取膳食纤维，多吃蔬菜与水果，少吃点心或甜食，避免刺激性食物，可以增加大便的体积，刺激肠道的蠕动，从而减少大便在肠道停留的时间。

2. 改善肠道环境就能活出健康，活得长寿吗

身体的平衡状态是动态的，因此我们需要好好维持肠道环境的稳定。食用酸奶，或一些发酵食品，或一些活菌制剂，可以补充肠道内的益生菌，以提高肠道菌群活性，改善肠道环境。更重要的是，要规律、均衡地饮食。

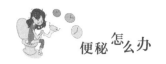

3. 提肛锻炼是便秘的养生绝招吗

便秘患者可以用提肛锻炼的方法减轻便秘的症状。具体做法：凝神屏气，用力收缩肛门和会阴，持续一两秒钟后放松，有节律地交替进行，反复 30~50 次为 1 组，每天 2~3 组。这种锻炼简便易行，不受环境场地的限制，任何时候都可以进行。若能持之以恒，会收到好的效果。

4. 膈肌锻炼能让肠道通畅吗

长期的膈肌锻炼能助肠道通畅，缓解便秘。具体做法：仰卧或直立，吸气时鼓起腹部，放松肛门和会阴，把气吸足；呼气时收腹，收缩肛门和会阴，把气呼尽，稍停顿后再进行，反复 8~10 次为 1 组，每天 2~3 组。持之以恒，则会收到好的效果。

5. 腹肌锻炼能提升排便力吗

便秘患者坚持腹肌锻炼，能增强腰力，提升排便力，防止便秘的发生。具体做法：仰卧，两腿并拢，两手上举，利用腹肌收缩，两臂向前摆动，迅速成坐姿，上体继续前屈，两手触脚面，低头，然后还原成坐姿。如此连续进行。注意要持之以恒，循序渐进。

6. 按摩腹部能促进排便吗

按摩腹部能促进肠道蠕动，改善肠道功能，促进排便。按摩腹部有几步：一是摩腹，仰卧于床上，用右手或双手叠加按于腹部，按顺时针方向做环形而有节律的抚摸，力量适度，动作流畅，做 3~5 分钟。二是按揉天枢穴（在腹中部，距脐中 2 寸），仰卧于床上，用双手中指指腹放在两侧的天枢穴上，适当用力，顺时针方向按揉 1 分钟。三是掌揉中脘穴（在上腹部，前正中线上，脐中上 4 寸），仰卧于床上，左手的掌心紧贴于中脘穴上，将右手掌心重叠在左手背上,适当用力按揉 1 分钟。四是推肋部,仰卧于床上,两手掌放在体侧,然后用掌根从上向下推两侧肋部,反复做 1 分钟。五是按揉关元穴(在下腹部,前正中线上,脐中下 3 寸),仰卧于床上,用一手中指指腹放在关元穴上,适当用力按揉 1 分钟。六是提拿腹肌,仰卧于床上,两手同时提拿腹部肌肉 1 分钟。持之以恒,则会收到好的效果。

7. 按摩腰骶部能促进排便吗

腰骶部是肠道的末端所在,按摩这一区域可以刺激肠道神经,进而促进肠蠕动,有助于排便。按摩腰骶部有两步:一是推擦腰骶部。坐于床上,两手五指并拢,以掌根贴于腰骶部,适当用力自上而下地推擦数次,以腰骶部发热为度。二是按揉肾俞穴(在腰部,第二腰椎棘突下,旁开 1.5 寸)。坐于床上,两手叉腰,两拇指按于两侧肾俞穴上,适当用力按揉 1 分钟。持之以恒,则会收到好的效果。

8. 按摩四肢能促进排便吗

在中医理论中,通过按摩特定的穴位可以刺激肠蠕动,促进排便。这些穴位多位于四肢,尤其是手臂和小腿。主要按揉四个穴位:一是按揉合谷穴(在手背,第一、二掌骨间,第二掌骨桡侧的中点处)。以一侧拇指指腹按住合谷穴,轻轻揉动,以有酸胀感为宜,每侧 1 分钟,共 2 分钟。合谷穴是全身四大保健穴之一,也是清热止痛的良穴,可以有效缓解因便秘造成的头晕、食欲减退、情绪烦躁、黄褐斑、痤疮和腹痛等症。二是按揉支沟穴(在前臂背侧,阳池穴与肘尖的连线上,腕背横纹上 3 寸,尺骨与桡骨之间)。以一侧拇指指腹按住支沟穴,轻轻揉动,以有酸胀感为宜,每侧 1 分钟,共 2 分钟。支沟穴是治疗便秘的特效穴。三是按揉足三里穴(在小腿前外侧,犊鼻穴下 3 寸,距胫骨前缘一横指)。坐于床上,两膝关节自然伸直,用拇指指腹按在足三里穴上,适当用力按揉 1 分钟,以感觉酸胀为度。四是按揉三阴交穴(在小腿内侧,足内踝尖上 3 寸,胫骨内侧缘后方)。坐于床上,两膝关节自然伸直,用拇指指腹按于三阴交穴上,适

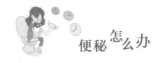
当用力按揉 1 分钟，以感觉酸胀为度。以上的自我按摩法能调理肠胃功能，锻炼腹肌张力，增强体质，尤其适用于慢性便秘患者。但必须坚持早、晚各按摩一遍，手法应轻快、灵活。

9. 养成良好的排便习惯对缓解便秘有帮助吗

良好的排便习惯对改善排便功能，维护肠道健康具有重要影响。一定不要憋便。憋便会导致粪便在肠道内停留时间过长，水分被过度吸收，从而使粪便变得干硬，增加排便的难度。尝试在每天相同的时间段内进行排便，一般来说，早晨起床后或餐后是较为适宜的排便时间，每天定时排便，无便意也要蹲一会儿，但时间不宜过久。天天坚持如此，有助于建立肠道的排便反射，使便秘现象得以改善。

10. 作息时间规律有利于缓解便秘吗

作息时间规律有助于调整生物钟，使肠蠕动和排空更加规律，对于缓解便秘有一定的积极作用。有益的作息时间当然是早睡早起，保证 8 小时充足的睡眠。早上起床后即尝试排便，建立起排便反射。三餐按时、营养均衡。千万不要让身体长时间处于疲劳状态。

11. 放松心态有助于缓解便秘吗

便秘不仅与生理因素有关，还与心理因素密切相关。紧张、焦虑、抑郁等不良情绪可能导致自主神经功能紊乱，进而影响肠道的正常蠕动和排空。放松心态则有助于减轻心理压力对肠道功能的影响，在一定程度上缓解便秘症状。切忌心态敏感，有意识地建立排便反射是好的，但如果过分强调，每次都要求必须解出大便就是对自己过分严格了。对便秘带来的烦躁不安要理解，每一个便秘的患者都会遇到压力的，要有正确的认识、积极乐观的心态。消除压力，积极调节工作节奏，工作之余放松心情，多做户外运动。注意饮食，少辛辣。注意休息及睡眠质量。

12. 如何用药膳调理便秘

（1）黄芪玉竹煲兔肉：黄芪、玉竹各 30 克，兔肉适量，加水共煮熟，加盐调味后服食。适用于气虚便秘。

（2）芝麻核桃粉：黑芝麻、核桃仁各等份，炒熟，研成细末，装于瓶内。每天 1 次，每次 30 克，加蜂蜜适量，温水调服。适用于阳虚冷秘。

（3）橘皮蜜糖水：将橘皮洗净，切细丝，加白糖、蜂蜜各适量，煮沸后冷却。每次 1 汤匙，每天 3 次。经常喝点蜂蜜水，也有助于解除便秘之苦。

（4）银耳大枣汤：银耳 10 克，大枣 15 枚，冰糖适量，加水炖 1 小时后服食。适用于便结难解、头晕心悸、面色苍白者。

（5）甘薯粥：甘薯 500 克，大米 200 克。将甘薯洗净后切成片状或块状，与大米共煮成粥，每天早、晚服用。有通便之功效。

（6）郁李薏仁粥：郁李仁 6 克，薏苡仁 30 克。将薏苡仁淘洗干净，郁李仁研碎，共同放入锅中，加适量清水，用文火煮至米烂成粥即可。每天 1 次，早餐时食用。有润燥滑肠的功效。适用于胃肠气滞，大便燥结不通。

（7）紫苏麻仁粥：紫苏子、麻子仁各 10~15 克，捣烂如泥，加水慢研，滤汁去渣，再用粳米 100 克煮为稀粥食用。适用于老人、产妇、体虚肠燥、大便干结难解者。

（8）柏子仁粥：柏子仁 10~15 克，去皮捣烂，加粳米 50~100 克，加水适量，煮粥。待粥成后，兑入蜂蜜适量，再稍煮一两沸即可。

（9）冰糖炖香蕉：香蕉 1~2 个，去皮，加冰糖适量，隔水炖服，每天 1~2 次，连服数天。适用于津枯肠燥便秘者。

（10）盐水煮花生米：花生米 50 克，盐 10 克，加水 500 毫升，用文火煮熟，放入冰箱备用。每晚睡前 3 小时左右口服花生米 25~50 克，连服 7 天即可见效。见效后可酌情减量服用。

（11）马铃薯糊：马铃薯 1 个，去皮切碎后捣成糊状，冷开水冲服，每天 1 次。

（12）蜂蜜牛奶：牛奶 250 克，加蜂蜜适量。每天晨起后，空腹喝 1 杯蜂蜜牛奶。

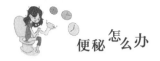

（13）酸奶：每天饭后喝 1 杯酸奶,有助于食物的消化吸收,可缓解便秘。

亲爱的朋友，相信读完本书，你们基本可以初步照顾好自己的肠道了，但必要时还请去看医生，接受最专业的治疗，以免便秘进一步加重。